失智症照护指南
写给亲友的信息和策略

（第3版）

Dementia: A Caregiver's Guide
Information and strategies for family and friends

原著　[加拿大] 比安卡·斯特恩（Bianca Stern）
　　　　　尼拉·里滕贝格（Nira Rittenberg）

主译　李延峰　王洪权

中国协和医科大学出版社

图书在版编目（CIP）数据

失智症照护指南：写给亲友的信息和策略 /（加）比安卡·斯特恩（Bianca Stern），（加）尼拉·里滕贝格（Nira Rittenberg）著；李延峰，王洪权译. —北京：中国协和医科大学出版社，2020.8

ISBN 978-7-5679-1563-3

Ⅰ.①失…　Ⅱ.①比…②尼…③李…④王…　Ⅲ.①阿尔茨海默病—护理—指南　Ⅳ.①R473.74-62

中国版本图书馆CIP数据核字（2020）第135926号

著作权合同登记号：01-2019-7476

失智症照护指南：写给亲友的信息和策略（第 3 版）

原　　著：［加拿大］比安卡·斯特恩
　　　　　尼拉·里滕贝格

主　　译：李延峰　王洪权

责任编辑：顾良军

出版发行：**中国协和医科大学出版社**
（北京市东城区东单三条 9 号　邮编 100730　电话 010-65260431）

网　　址：www.pumcp.com

经　　销：新华书店总店北京发行所

印　　刷：中煤（北京）印务有限公司

开　　本：889×1194　　1/16

印　　张：9.25

字　　数：210 千字

版　　次：2020 年 8 月第 1 版

印　　次：2020 年 10 月第 2 次印刷

定　　价：58.00 元

ISBN 978-7-5679-1563-3

原著者序

亲爱的照护者：

照护失智症患者的工作是一段旅程，充满着情感波动、战斗般的艰难、小胜后的喜悦，以及那些值得珍惜的时光。无论您是独自还是与他人共同承担这一任务，您的作用都至关重要。

您照护的失智症患者可能刚被确诊，也可能已经患病一段时间。患者会越来越依赖于他人的照护，会越来越健忘、失去方位感和自我认知，或变得更加固执，这令他们与人沟通和相处变得更加困难。

阿尔茨海默病以及其他类似疾病会给照护者带来一种感觉——他们似乎已经失去了那个曾经非常了解的人：妻子、丈夫、父母或是朋友。亲人们很难发现失智症患者其实仍保留诸多能力。

不少患者的一些能力仍保存完整，如：曾经熟悉的习惯、特殊的记忆和某些社交技能等。他们也许仍会欢笑、能欣赏幽默并享受某种社交场合。即使是性格改变，有些本性也会保留完好。您会发现患者仍然留有一扇窗户，让您与患者能够继续培养彼此的关系。最后，请不要忘记花些时间照顾好您自己。

尼拉·里滕贝格（Nira Rittenberg）
理学学士（作业治疗专业），安大略省注册作业治疗师
作业治疗师
老年精神病社区服务

比安卡·斯特恩（Bianca Stern）
理学硕士，理学学士，作业治疗师
文化、艺术与创新部门主任
贝瑞斯特健康科学中心
（Baycrest Health Sciences）

中文版序

能为失智症患者的家人和其他照护者提供全面和循证的指南，我们引以为傲。本书所有内容均由来自贝瑞斯特（Baycrest）的专业人员撰写。贝瑞斯特位于加拿大多伦多，是先进的教学、科研、医疗保健和居住中心，专为罹患失智症和复杂病况的老年人提供支持。本书所推荐的关于照护的所有观点、经验及技能均来自于跨学科成员：医学、护理、社工、物理和作业治疗、心理学、精神病学、治疗性娱乐以及认知神经科学。贝瑞斯特社区已经为许多代老年人及其家庭照护者提供了跨越百年的支持，我们很荣幸能经由本书分享其中深刻感悟。

本质上来说，一流的失智症照护依赖于不同类型的照护者、专业人员，当然也包括家庭成员的共同努力。我们推出本书的理念是充分反映贝瑞斯特的组织愿景：即"让所有老年人享有生活的目的、激励和成就的一个世界"。我们相信，不论困难有多大，每一位失智症老人同样应享有这样的生活愿景。我们还相信，每一位照护者也应享有同样的生活愿景。我们希望本指南能够提供有用的指导，以帮助所有照护者为失智症老人提供最好的照护并保障自身的身体和情感需求。

中国是一个伟大的国家。能够为我们的中国朋友和同行提供本指南，是一件特别开心的事情。与全球其他许多国家一样，中国正在经历人口老龄化所带来的公共卫生领域的重大挑战。随着人口老龄化，失智症老人的数量会增长。在未来的数十年里，引发失智症的疾病如阿尔茨海默病、脑血管病和帕金森病的发病率会上升。此种挑战影响面广，我们为所波及的家庭提供建议和支持也就格外重要。落笔此刻，医学上既无治愈失智症的方案，亦无预防失智症的方法。因此，我们必须竭尽所能去帮助照护者，特别是家庭成员，让他们能够最有效地去处理失智症照护的需求。可以预期，中国将会为失智症老人建立更多的居住和日托机构；除此之外，生活在农村和城市社区的许多家庭仍将继续承担居家照护的巨大责任。

近十多年来我经常往返中国，对于儒家的孝顺美德特别印象深刻。不论有多大困难，中国家庭都会承担赡养老人的任务。这种深深植根于中国人的传统理念，获得了中国之外许多社会阶层的赞誉。所以我们特别愿意奉献本书，为这些中国家庭在如何照护他们深爱的失智症老人方面提供非常有用的信息和支持。

威廉·莱士曼博士（Dr. William E. Reichman）
总裁兼CEO
贝瑞斯特健康科学中心（Baycrest Health Sciences）

英文版序

非常高兴最新一版的《失智症照护指南：写给亲友的信息和策略》（第3版）与读者见面了。贯穿本书的是贝瑞斯特健康科学中心（Baycrest Health Sciences）的愿景，即通过大脑健康、保健和丰富老年人生活的照护等方面的尖端创新成果来改变衰老的体验。

我们的老年关怀经验和最领先的研究，经过一个世纪的发展，形成了独特的"贝瑞斯特（Baycrest）模式"。我们致力于与世界各地的照护者进行合作，创造一个"新老年时代"：老年人的身体、认知、情感和精神健康进入一个过去不曾梦想的新水平。

人口老龄化给世界各国带来了挑战，需要政策制定者、经济学家和卫生部门领导对此予以关注。

全球将史无前例地出现老年人口数超过5岁以下儿童人口数的情况。1950年全球老年人口仅占总人口数的8%，2000年占10%，预计2050年65岁及以上的老年人口将会占世界总人口的20%。

年龄分布的变化将使伴有患慢性疾病的人口不断增加，这些慢性病包括由衰老引起的大脑疾病。较为令人担忧的是，阿尔茨海默病的发病率急剧升高，该病是引发失智症的主要原因。目前全球失智症患者人数估计约为3560万，这一数字预计每20年翻一番，到2030年时将达到近6570万，2050年可能达到1.154亿。根据世界卫生组织数据统计，每4秒就有一例新发失智症病例。

将由谁来照护这些日益增长的失智症老年人群呢？这种年龄分布的变化使本已负担很重的医疗护理资源更趋紧张。纵观全球，医疗护理支出正以不可持续的速度飙升，探索新的性价比高的方案以提升健康水平和完善服务质量已是大势所趋，势在必行。

人口老龄化和不断增加的失智症病患所带来的负担，大部分最终会落在家庭照护者身上。为照护者开发并提供各种技术、工具和情感支持，用于照护他们所挚爱的亲人，是贝瑞斯特重要的目标之一。谨此，我们把本书献给家庭照护者！

威廉·莱士曼博士（Dr. William E. Reichman）
总裁兼CEO
贝瑞斯特健康科学中心（Baycrest Health Sciences）

译者序

中国是世界上老年人口最多的国家，而阿尔茨海默病是最常见的老年疾病之一，也是引起失智症的最常见疾病。截至2019年，我国的失智症患者已经超过1000万。不仅如此，随着中国老年化进程的加速，失智症患病率也会快速增长，将成为中国现代化进程中所面临的重大健康问题。

为了发现疾病的病因和找到治疗和延缓疾病进程的方法，各国科学家进行了大量的基础和临床研究工作，我国的临床科研工作者也不例外，为发现治疗阿尔茨海默病的有效治疗药物作了不懈的努力。甘露特钠（九期一）填补了全球17年没有阿尔茨海默病新药上市的空白。一些具有前景的药物如花青素复合物等，也正在进行临床试验，初步结果令人满意。相信在不远的将来，阿尔海默病的临床治疗将会有所突破。

尽管如此，目前阿尔茨海默病的治疗仍然是综合性慢病管理，其中重要的内容是照护。在患者长达10年的疾病过程中，长期照护伴随其行。对于亲人们或是其他照护者而言，这是一次充满艰辛的长途旅程。给予失智症老人科学和专业的照护，则会减轻我们的身心的疲惫，也会让老人们感受到真心关爱和尊严。因为中国是本世纪才开始面临老龄问题，对于中国的老年医学从业者和在各养老机构的照护者而言，失智症老人的照护是一个全新课题。中国几千年的文化习俗固然有其优秀的积淀，但尚缺乏现代的理念和科学的方法，因此向西方发达国家先进的养老机构学习并吸取其经验，是我们国家发展养老事业的必由之路。

贝瑞斯特老年人关爱中心（Baycrest Centre for Geriatric Care）位于加拿大多伦多，是全球失智症照护和科研的顶级老年医学中心，具有逾百年的实践经验。Baycrest总裁兼CEO威廉·莱士曼（William E Reichman）医生是本人的好朋友。他长期关心中国养老事业的发展，并推荐由其中心专家所撰写的《失智症照护指南》一书作为中国养老机构和普通家庭在失智症患者照护方面的参考书籍。该书图文并茂，内容丰富，深入浅出地全面介绍失智症照护的专业知识。全书通俗易懂，专业人员和普通阅读者均能理解并依据其进行实际操作。

承蒙贝瑞斯特允准，由本人翻译并交中国协和医科大学出版社出版。经过一年余的翻译和校对审核，终于成书出版，在此向莱士曼医生、Baycrest Global Solutions Inc.的Guga Suri以及为此书出版辛苦工作的各位同道一并致谢。六顺生物公司在本书的翻译出版过程中给与的大力支持，充分体现了企业对于中国养老事业的关心和社会责任感，特别向该公司表示最真诚的敬意。

李延峰

北京协和医院主任医师，北京神经变性病学会会长

2020年6月16日

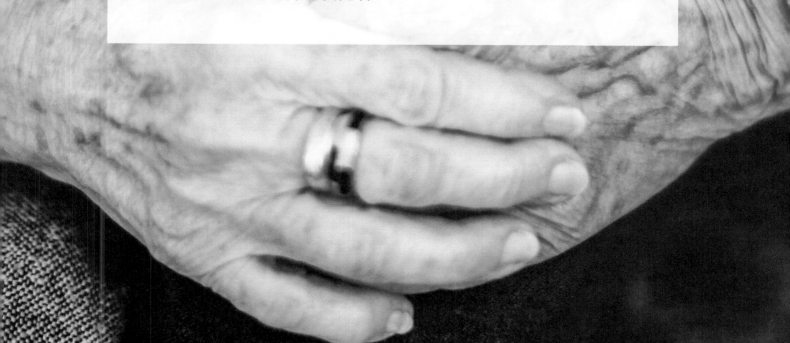

《失智症照护指南》

编者长期帮助失智症患者及家属处理与失智症相关的基础性问题，因此本指导手册依据经验写成。为了帮助读者照护失智症患者，本书提供了一些实用性强、通俗易懂的技巧、方法和建议。

照护失智症病患颇具挑战性，有一些道听途说的照护知识其实并不可靠，一般人很难得到真正有用的知识，而这些知识理解起来也较不容易。

为了编写本书，编者选读了一些有关照护者需求的科学文献，审阅了一些流传的知识和建议；同时也让一些照护者阅读我们编写的内容，看看是否还有可能改进的地方以及是否

有没谈到的主题。

本书是最新的第三版，根据客户和照护者的要求增加了一些新的内容（睡眠问题和改善、陪同失智症患者旅行以及晚期失智症）。编者也对上一版出版后出现的新的治疗方法、药物以及法律问题进行了讨论。

最后，编者希望本书除了给照护者提供更好的照护知识，避免不必要的压力之外，也能给照护者带来安慰，让他们知道他们并非一个人在战斗。

如果您仍然有一些问题没能在本书中找到答案，建议咨询可靠的、参与失智症照护的医疗人员以获得帮助。

目录

本书中涉及的名字和描述的场景均仅用于叙事目的，如有雷同纯属巧合。

本书中给出的建议均为一般性建议。您可以根据失智症患者的功能情况尝试使用一个或多个应对策略。如果您对某个建议抱有疑问或有任何问题，请向患者的病历协调员或熟悉患者情况的医疗专业人员咨询。

阿尔茨海默病和相关失智症

失智症（dementia）一词用来指一种渐进性加重的神经疾病状态，通常由疾病或受伤造成大脑损害所致。失智症的标志是记忆力差、思考和判断能力出现问题，同时失智症也能够影响患者的语言、人格和行为，包括日常生活能力，如饮食、梳妆、穿衣和家务活动。

失智症常见吗？

65岁以上的人群中大约有8%会罹患失智症。而85岁以上的人群中这一比例可高达40%。但同时我们也要记住，90%的65岁以上老人的认知功能是正常的。

已知的可能引发失智症的因素包括衰老和家族史。科学家们正在研究其中关联，也在探索其他能够预测失智症和患病进程的诱发因素，以及可能阻止或延缓症状发展的因素。以下是按照发病率高低排列的各种常见的失智症类型。

阿尔茨海默病

阿尔茨海默病（Alzheimer's disease）是一种渐进性加重的大脑退行性疾病，能导致思维与记忆严重受损，结果导致能力和/或行为的改变。以前认为，某些能力一旦失去，便不可再恢复。但最近有研究显示，一些能力有可能通过再学习而重新获得。

阿尔茨海默病的症状包括：
- 缓慢和持续的记忆力减退
- 判断或推理能力的变化
- 情绪和行为的改变
- 失去执行熟悉任务的能力。

这些症状可能会影响人的工作能力、社会关系和日常活动。

血管性失智症 (简称VaD)

血管性失智症是失智症的第二常见原因，占失智症患者总数的30%。血管性失智症的特点是给大脑供氧的血管变化或堵塞（有时被称为"多发梗死性失智症"或"小卒中"。）与阿尔茨海默病逐渐出现功能降低的情况不同，血管性失智症的特点是阶梯式的下降，患者在一定时间内病情稳定，之后可能突然出现一种或多种功能下降的情况，如此反复是该病的典型特征。

路易体失智症 (简称LBD)

路易体失智症是另一种引发老年失智症较为常见的原因。症状为认知功能的进行性下降，包括注意力、决策力及警觉性的下降。患者会反复出现视幻觉（"看见并不存在的东西"）和帕金森表现（类似帕金森病症状）。患者的认知力下降呈波动性变化，但是记忆减退在疾病早期可能并不明显。

额颞叶失智症 (简称FLD)

额颞叶失智症（也称为Pick病）是一种进行性发展的失智症，会导致大脑特定区域（额叶和颞叶）产生病变。症状包括人格和行为改变以及说话和语言障碍。尽管额颞叶失智症可在任何年龄发病，但在50~60岁人群中更为常见。

帕金森病失智症

帕金森病是一种神经系统变性病，主要引起多巴胺的变化，多巴胺是在大脑神经细胞之间传递信号的一种化学物质。产生多巴胺的细胞死亡后，就会出现帕金森病症状。最常见的症状是身体颤抖、行动迟缓和僵硬、平衡障碍以及肌强直。随着疾病加重，患者可能会出现认知下降和失智症情况。

混合型失智症

近年来，临床医生已经发现"混合"形式的失智症，如阿尔茨海默病兼有血管性失智症，或者阿尔茨海默病伴有路易体失智症。混合型失智症的症状会有变化，取决于大脑改变的类型以及受累脑区的不同。多数情况下，症状是相似的，因此一般考虑只有一种失智症；有时，临床症状会提示不止一种失智症类型存在，提示可有两种治疗和预后（指对于病程和症状发展的预测）。

如果您关心的人出现了失智症早期征兆，该怎么办？

- **鼓励他/她去看病**

  可以先去看家庭医生，最合适的人选是这个人常年的家庭医生。您可以说您发现他/她有健忘的现象，应该找医生进一步检查，或不动声色的建议他/她"你不妨做一次全面的健康体检"。

- **如果可能，陪他/她一起去看病**

  陪同看病，他/她会得到鼓励和情感支持。您可以事先与医生沟通，表达自己的担忧并给医生提供他/她记忆减退和其他症状的病史。

接下来要干什么？

失智症的诊断比较难，尤其在疾病早期。常常有会以下的情形：

- 医生可能会详细采集病史、检查身体、开一些化验单，并进行一些基本的记忆检查。这样做的目的是排除其他一些影响认知功能的疾病，这些疾病有可能通过治疗得到康复。

- 根据这些检查结果，患者可能会被转诊给认知障碍专科医生，可能是神经科医生、老年科医生或精神病科医生。可能会建议进行其他诊断检查，包括大脑扫描检查。

如果诊断结果是早期失智症，患者仍然能参与治疗选择和未来规划的讨论。一些适当的支持对您和早期失智症患者都非常有意义，可以帮助您和患者更加镇定，对疾病有一种掌控感。

某些失智症的早期诊断会有益处

- "促智"药物能用来治疗阿尔茨海默病，但这些药物不能治愈或阻止阿尔茨海默病的发展，仅能延缓症状加重的速度，对某些病例来说，这些药物能够在一定时间内改善认知功能（见**药物**）。

- 通过饮食、运动和药物来管理血管危险因素如高血压和高胆固醇，有助于延缓多种类型失智症的发展。

阿尔茨海默病的三个阶段

照护阿尔茨海默病患者充满挑战。但是对一个受过训练和有见识的照护者来说，照护工作相对容易些。我们鼓励您尽可能多地了解疾病知识和所在社区可提供的支持。另外事先做好计划也是非常重要的。

当您读到本章节时，请记住阿尔茨海默病是一种进行性疾病。患者不会突然从一个阶段发展到下一阶段。后面的描述只是一般的情况，不同患者病程进展速度是不同的，也可表现出不同的临床症状*。

这些疾病的分期可能不适用于其他类型的失智症或记忆丧失。如果您有任何关于诊断和疾病发展的问题，请向负责患者的医疗专业人员咨询确认。

*有关三个发展阶段的信息改编自加拿大阿尔茨海默病学会出版的材料。详情请登录：www.alzheimer.ca

阿尔茨海默病早期

这一阶段平均时长为1~4年。症状较轻，一般来说记忆缺失是首先会注意到的症状。大多数人甚至意识不到问题的存在。有人可能觉得不对劲了，但是害怕诊断为失智症，所以不去看病。有时这些症状也会与压力、正常衰老或者抑郁症的症状混淆。

如果您不确定出了什么问题，聪明的做法是去看病，明确诊断。对于那些认知功能有明显变化的人来说，去看病十分重要。

早期诊断很重要的若干理由

药物能延缓症状的进展速度；对某些病例来说，还能在一定时间内改善患者的认知功能。

尽管早期诊断会给每一个相关的人带来不安，但却能给患者和家属一些时间为未来做打算。家庭可以推举一个人代为负责患者的治疗决定和个人财务。（见***法律问题***）

早期：心智能力

包括：

- 轻度记忆问题（如忘记名称或近期事件）
- 学习新事物较困难
- 注意力难以集中
- 在熟悉的地方迷路
- 偶尔混淆时间和日期
- 用词或表达出现问题
- 交谈时喜欢用小时候学习的语言，别人在交流时用同样的语言，他们的回应会更好

早期：行为

包括：

- 退出经常性的活动
- 身体不安——弯腰、翻弄衣服和地毯、摸头发、整理衣物、不停坐下和站起、在窗户或门前来回走动

早期：身体能力

在病程第三期之前的大多情况下，患者都还可以正常行走、使用双手做事和四处走动。

早期：情感与情绪

包括：

- 情绪波动
- 焦虑，包括对地点和人产生新的恐惧感
- 冷漠（对生活失去兴趣）
- 抑郁（哭泣、悲伤和疲劳等表现）
- 惊恐发作
- 被动消极，无法做出决定
- 易怒 （容易烦躁和生气）

阿尔茨海默病中期

通常这一阶段病程大约持续2～10年。您会注意到患者智力水平进一步下降。一些简单的日常活动如穿衣和洗澡等，都可能需要别人指导才能完成。即便如此，在这个时期也要尽可能地让患者去完成这些活动。此时患者可能开始漫无目的地游荡，即便在熟悉的环境里也可能会迷路，这些都会变得越来越常见。在此时期要检查好住宅的安防设施（详见**安全和居家环境**），同时了解是否有送餐上门或家政服务等便民服务。尽早为长期的老年护理做打算，如果合适，可以申请入住护理院。

中期：智力能力

包括：

- 近期记忆力进一步下降，无法记起现在和近期的事物和信息
- 不认识包括亲戚在内的熟悉的人
- 重新关注一些情感内容丰富、在长期记忆中保存的事情，例如：童年时期的事件和早期的生活经历
- 语言理解有问题，说话时找词困难的情况愈加严重
- 疏于个人管理（例如不讲卫生）
- 注意力进一步下降
- 定向能力出现问题（即使在熟悉的环境中，辨识方向时也会犯糊涂或者迷路）
- 规划、组织和解决问题出现困难（过去整洁有序的人现在可能不会归置房间）
- 看不到事物变化的本质

中期：行为

这一阶段行为障碍达到峰值，可能包括：

- 焦虑和不安进一步加重（踱步和游荡）
- 重复同样的信息和重复问相同的问题
- 囤积小物品、零碎食物或碎纸
- 妄想（错误的、执着的坚信）和/或幻觉（看见并不存在的事物）
- 偏执表现（害怕陌生人、多疑、被害或被监视的感觉）
- 语言和/或肢体具有攻击性，或性方面无拘束（脱光衣服、不分场合谈论性爱感受）
- 更加淡漠（懒散、逃避和没有兴趣）
- 食欲时好时坏或食欲差
- 偶尔大小便失禁（不受控制排出大小便）

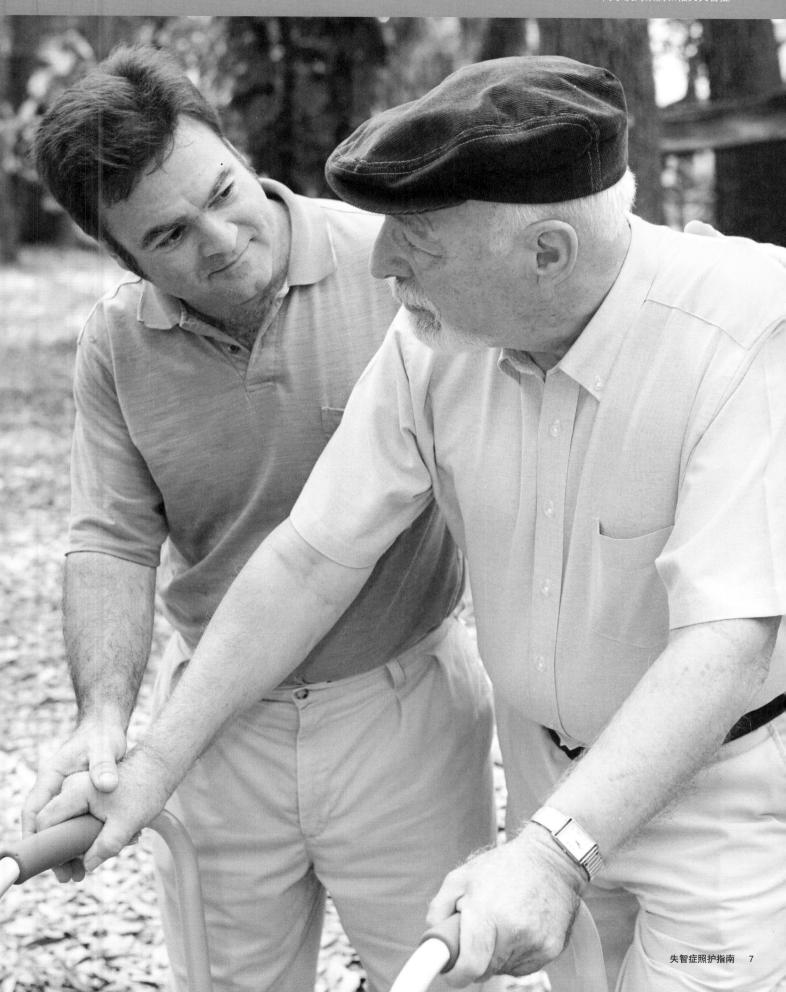

阿尔茨海默病晚期

阿尔茨海默病从发病到去世平均病程一般是8～12年，但是变化范围较大，也可能为3～20年。在疾病的后期，即使在家里有人帮忙，许多患者也无法照护自己，所以需要住进护理院或慢性病医院（更多信息请见**晚期失智症**）。

晚期：智力能力

包括：

- 近期记忆丧失，包括认不清配偶和近亲
- 失去对语言的理解能力，丧失说话能力

晚期：身体能力

包括：

- 白天睡眠时间长，睡眠次数增加
- 无法自己穿衣和洗澡
- 经常大小便失禁，有时完全失去控制
- 吞咽和进食困难
- 体重减轻
- 胳膊和腿部肌肉强直
- 痛性肌肉痉挛或关节挛缩（关节变弯曲）；可能无法行走或自行站立、坐下

晚期：情感与情绪

包括：

- 尽管情绪和感觉存在，但广泛受限
- 情感淡漠及退缩进一步加重
- 非言语交流包括面部表情和手势、大哭或呻吟
- 对音乐或肢体接触仍有反应
- 对熟悉的声音仍有反应

许多晚期阿尔茨海默病患者最后都会需要24小时护理。一些家庭会选择住院进行舒缓治疗和护理。最后患者病逝的原因往往是肺炎。

尽管我们应该了解患病后期会发生哪些情况，但还是不要太关注最后的结果，重要的是事先做好一些准备，例如做好护理安排、财务安排和处理好法律问题等。某些情况下，患者也可能会罹患一些急慢性老年疾病，如心脏病、恶性肿瘤、肺部疾病、糖尿病或关节炎等，使病情更加复杂。这个期间您要注意照顾好自己和其他家人，由于承受巨大压力，您的身心可能会受到影响。如果无法从家人那里得到需要的支持，可以从朋友、在线聊天室获得支持，也可以与社工或其他治疗师交谈、向知情并能够给予帮助的牧师倾诉（见**自我关怀**）。

这无疑是一段艰难的旅程，但请记住有人可以帮助您度过这段时间。

晚期失智症

失智症进展快慢因人而异，一般晚期失智症患者生存时间为1～3年，也有些患者的生存时间可能会较长。大多数患者最后因为各种并发症如肺炎或其他感染去世。跟其他所有老年人一样，晚期失智症患者容易发生严重跌倒引发的外伤、心脏病发作或卒中，这些对他们来说都可能是致命的。

随着疾病的发展，对照护者的体能要求变得更大，同时也会带来新的不同的精神负担，一些照护者很难接受患者已经进入疾病晚期的事实。您可能会感受到愤怒、挫折感和无助感。当需要选择最好的护理、做出决定时，这种感受会使选择变得更加复杂，也可能会导致照护者和医疗人员的关系趋于紧张。尽管这样，多数照护者通常都会接受现实，即晚期的功能衰退是很早就开始的疾病渐进发展的结果。

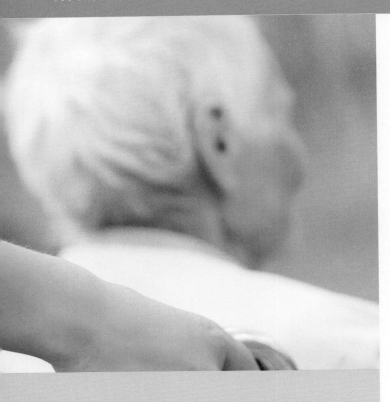

晚期失智症的表现

进入阿尔茨海默病晚末期的患者，会出现以下典型的症状和体征：

语言功能严重受损

偶尔可能听到患者说出单词或词组，但患者再也不能流畅交谈。**重要提示：**语言表达不是唯一的交流方法，许多完全失去言语能力的晚末期失智症患者，仍然能够通过面部表情或肢体语言进行交流。他们也可能对抚摸和音乐之类的刺激做出积极反应。

完成最基础的日常活动也需要帮助

进食、穿衣和上洗手间都需要帮助。

动作变得非常困难

患者不再能行走，或者没有支撑不能站立，甚至特别费劲才能保持抬头。体力越来越差，伴有肌肉僵直和异常肌腱反射。患者在晚期可能出现痛性肌肉痉挛和关节挛缩——肌肉、肌腱、韧带以及皮肤收缩，阻止正常运动，并导致关节永久性地向内弯曲变形。

贝拉（Bella）在70岁时被诊断患有阿尔茨海默病，10年后她的失智症进入到一个新的阶段。"非常艰难，特别是最后5个月"，他的儿子马克（Mark）告诉大家。他为了安排对妈妈的照护，暂时搬回家。他说，"妈妈已经不能走动了，她尿便失禁，几乎整天卧床，不能动弹。她吃得很少，每个星期体重都在下降"。医生告诉贝拉的家属，患者已经到了疾病晚期，需要在有阿尔茨海默病专门护理服务的机构进行特别的照护。马克说："我的姐妹们特别不愿意接受这个现实。"

开始拒绝食物和液体,体重下降

您可能会注意到患者进食时吞咽愈发困难,容易噎住,同时食欲下降,拒绝食物和液体。

尿便失禁更为频繁

患者不再能够控制膀胱和排便功能。他/她意识不到身体发出的一些信号,或是忘记上洗手间。如果出现这种情况,大多数照护者都会在夜间给患者使用成人尿垫,最终白天也要使用。

激动不安加重

包括情绪不稳定发作(害怕、哭闹、喊叫)和/或身体躁动。有些患者因为不能活动身体而表现出不安。如果帮助患者在白天不同时间段行走或做轻微锻炼,患者会感觉冷静一些。一些患者或许会不停地扣紧双手、拉拽衣服、坐立不安,以及在公共场合乱摸自己。在"零物箱"装一些与患者过去经历相关的物品(相片、毛线、钥匙、扑克,小碎布),让患者去翻看,这样患者的双手就不会闲着。

重要提示:激动不安一般是失智症的表现,但也可能是疼痛和不适引起的,需要进行检查。

患者进入淡漠状态

患者可能会保持长时间不动的状态,安静地睁着眼而没有任何活动。您可以试着与患者交流,如果起不到作用,那就坐在患者身边,静静地陪伴也可以。

患者更容易感染

包括肺炎(常由误吸食物或液体导致)和泌尿系统感染。皮肤刺激和损伤也会发生,导致臀部、髋部、背部和脚后跟部痛性压疮,极易感染因而需要治疗。通过经常给患者翻身、定期做皮肤护理和使用特殊的床品,可以预防和治疗压疮。作业治疗师或理疗师会给照护者提出护理意见,推荐使用器具,让患者更为舒适,缓解皮肤受压的情况。

晚期失智症常见的问题与回答

问:晚期失智症患者预期能活多久?

答: 这由许多因素来决定,例如患者年龄、健康状况以及得到的照护类型等等。有些专家认为出现病情恶化到死亡大约是1~6个月的时间,但要视个人情况而定。

问:照护者如何应对,以减轻压力并做出好的选择?

答: 在失智症晚期做出的许多重要和困难的决定,通常是到发生了危险情况的时候,才会去进行讨论。结果是照护者会感到意外打击或者不接受现实,他们可能会在情急之下同意创伤性的医疗干预,却不了解这些干预的实际意义。

基于以上原因,家人应尽早在患者进入失智症晚末期之前,讨论清楚一些事宜,诸如管饲、补液和复苏等(见下面问答)。早点讨论这些问题,会给您足够的时间去解决家人之间的分歧。在患者能够参与时候一起讨论是更为理想的选择,如果不能这样,则需要一位家属代表患者来拿主意。

问:晚期患者需要管饲和补液吗?

答: 患者停止进食进水后该怎么办,这是一个普遍的担忧。有时患者拒绝食物和液体是为了结束痛苦,或者是因为进食进水造成不适。当患者无法自行进食后,要靠照护者:家人或专业照护人员,给患者喂食(喂小块食物和水)。可是,患者可能会有一天开始拒绝喂食,此时,家人要考虑是否通过人为方案给患者提供营养和液体。下面逐一介绍这些方案:

管饲喂养
需要进行胃造瘘术,一般在局部麻醉下,通过手术将带球囊或有特制末端的中空软管插进胃内,然后将软管和胃缝合一起,之后定期将特制的营养素直接导流到胃内。

管饲喂养常用于有望恢复到能够再次进食的情况,或是帮助非绝症患者存活并维持相当的生活质量,了解这些对患者家人非常重要。管饲不会让失智症患者恢复。

家人还要了解,不给晚期失智症患者提供人工营养,绝不会对患者的生活质量有负面影响,特别是当患者已经拒绝通过进食获得足够营养的情况*。

最后,人们一般认为插入胃管能够预防吸入性肺炎:一种肺部感染,通常由于吞咽困难,导致呛入或者吸入小量食物或者液体而引起。而事实上,研究证明管饲不能预防吸入性肺炎。

*Gordon, M, with Baker, N(2012). Late-Stage Dementia: Combining Compassion and Care: A Guide for Health Care Professionals and Families, Toronto, Ontario. 见Amozon.ca和www.baycrest.org/publications。

人工补液

如果患者不能或者不愿经口进食液体，可以通过静脉或者皮下注射给予液体，以下内容是您应该了解的：

患者、家属、甚至许多医护人员并不完全了解人工补液可能并发的情况。人工补液有引起疼痛、血栓、皮肤刺激和感染的潜在危险；也能引起补液过量，从而导致呼吸急促、足踝或腹部水肿。大部分绝症患者终末期不会主诉口渴，但口干却极其常见，给患者含一些冰块或湿润口腔可以减轻症状。

研究表明管饲喂养和补液很少能改善患者的营养状态，仅仅能让某些患者多活一段时间。有些临终关怀专家认为这些干预措施对患者的生活质量，包括死亡过程，并不能产生积极的影响。

问：氧疗、心脏复苏和抗生素治疗肺炎等干预方法怎么样？

答： 这些问题很复杂，对于不同的失智症患者来说没有所谓"正确"的答案。需要家属之间讨论，也需要与患者的家庭医生讨论这些问题，最好是在患者临终前几个月或几周内进行。

问：晚期失智症患者有哪些照护选择？

答： 因为晚期失智症患者的照护需求增加，即使有其他家庭成员或私人看护的帮忙，患者也不适合在家接受照护了。这意味着要将患者送至专业照护机构，接受更好的护理。这也避免了家庭照护者因为过重的护理需求而承受体力和精神上的压力，导致过度疲劳（见***选择合适的照护***）。

护理院

多数护理院可以为失智症患者提供晚期照护服务。您可以与当地护理机构联系，或与医生商讨失智症患者的最佳照护选择。

医院

大多数住院的晚期失智症患者可能是因为其他疾病而住院治疗的。一些医院提供舒缓治疗（palliative care），该疗法注重减少患者身体和心理的痛苦，同时也为患者家人提供帮助。治疗失智症患者的医生会告诉患者家人不同机构的住院标准。

现在重要的是要关怀自己

如果患者已经到了临终前几个月或几周，照护者和其他家人或许已经在生理和情绪上感觉非常疲劳。望着您爱的人难受，一点一点地变得不像您认识的人，直至完全封闭，依赖人照护，这种感受让人崩溃。您或许已开始体会到丧亲之痛，这是绝症患者家属的常见感受。同时也可能感到一些解脱，因为患者、您和其他家人因疾病所受的折磨快要结束。这是一种非常自然的感受，不要有负罪感。

给家属的话

照护失智症患者通常是一段长期而疲惫的旅程。如果患者已经在养老院或临终关怀病房接受照护，作为照护者的体力负担会减轻。您现在可以主要关注如何在维护患者尊严的前提下保证他的生活质量，尽可能延长他的生命。这样做会给您带来开心、满足和回报。

照护日常生活

麦克斯（Max）在73岁时被诊断患有早期失智症。他仍住在家里，在妻子罗思（Rose）的帮助下进行日常生活，同时Rose每天还能抽出几个小时来照顾两个上学的小外孙。过去，Max喜欢与外孙一起玩拼图游戏，给他们讲故事。但最近Max脾气变得不好，有时还犯糊涂。过去外孙们看电视时，他喜欢给他们做零食吃，但现在电视的声音令Max心烦。

"我女儿需要我在孩子们放学后帮忙照看几个小时。"Rose说："但因为Max的原因，现在照顾孩子成了问题。我不知道该怎么办。"

大多数人把能够照顾自己和家庭的能力看得很重。我们把一些日常生活能力诸如穿衣、吃饭、洗澡、化妆、如厕和打扮等当作是日常小事。

随着时间的推移，失智症会渐渐夺去这些能力。但如果您给患者提供特定的帮助并保持积极的心态，就可能帮助失智症患者实现较长时间的自理生活。

失智症是一种渐进性发展的疾病，即随时间推移病情逐渐加重。您也许会发现，很难帮患者找到其生活能力与所需要帮助之间的平衡点（见**进食；穿衣和打扮；洗澡**）。

请记住以下几点：

要明白患者所需的帮助会随时间而增加

随着疾病的发展，失智症患者会需要更多的帮助和支持。您和所有其他照护者都要观察患者、彼此间分享信息，并做出相应的改变，这点很重要。

安排规律但有弹性的日常活动

制定规律的日常活动，并使用视觉提示（日历、闹钟、图片提示）来提醒患者接下来该做什么（如吃早餐、穿衣、洗澡、吃午餐、散步、小睡、吃晚餐等）。如果日常活动规律，并且基于患者以前的生活习惯制定，如患者习惯晚上洗澡，这样对患者也会有帮助。要记住，患者的表现会时好时坏，所以需要有弹性，只有当目前的安排不再奏效时，才要考虑改变日常活动。

保持耐心

不要让患者赶着时间去做下一件事情。给患者时间调整，然后去做日常安排中的下一件事。

保持简单

使用简单易懂的词，让指令简短明了。选择的日常活动不要太难、步骤不要太多，像洗衣服就是一项复杂的活动，不太适合交给患者去做。但是患者可能能够按指示叠袜子。努力让患者把时间和活动相关联："现在是早上，我们该去厨房吃早餐了。"

帮助患者时注意语气和肢体语言

失智症患者有时会受细节影响，如别人说话的声音是不是大，语气上有没有生气，说话的人是否看起来紧张或忧虑等。请用成人之间说话的方式对待失智症患者，不要用对孩子说话的语气交谈。

准备好给患者做示范

失智症患者有时能完成某些任务，比如穿鞋。但他/她可能不理解您说的"该穿鞋子了"。如果患者无法开始做这件事，采用"动手示范"技巧：把一只鞋放在患者脚边，并且放对位置。

避免或减少注意力分散

正在做事时请关掉电视或收音机，确保患者在听您说话（要积极地鼓励眼神交流）并理解您所说的话。

尊重患者的隐私和自尊

如果可能，在患者洗澡或换衣服时，注意患者的隐私。进入私人空间前应该征求患者的同意："如果需要帮忙，就告诉我……"

记住每个人都需要成就感

试着寻找患者还能够完成的活动。有时我们觉得乏味的事，对于失智症患者却很重要。例如，一位妈妈可能不再能炒菜做饭，但却还记得并喜欢叠餐巾。用微笑、轻拍或拥抱来表扬患者完成的事情。对失智症患者或照护者来说，无论事情多小，成功的感觉都有积极的意义。

进食

64岁的多萝西（Dorothy），2年前被确诊为早期阿尔茨海默病，至今体重减轻了近10kg，考虑到她的身高，体重过低了。她的丈夫皮特（Peter）每晚和周末照护她，每天在冰箱里为她放好一些营养丰富的午餐和零食，并在中午打电话提醒她吃饭，但是多数时候在他回来时午餐并没有动。"我发现她没吃饭，而是吃了一整袋干麦片，"Peter说："为了补充她没摄取的营养，我准备了丰盛的晚餐并鼓励她吃，但是她说不饿，如果我坚持让她吃，她就会很烦。我不知道该怎么做了。"

尽管有些认知受损的患者很少或没有吃饭困难的问题——至少在疾病的早期是这样的，但总体来说让失智症患者好好吃饭，获得足够的营养是个颇具挑战的任务。

失智症早期

每天按时吃饭，创造安静、愉快的进餐环境

尽量让患者每天在固定的时间、固定的地点进餐。关掉电视和收音机。尽量不要让聊天和提问影响患者进食，也不要催他/她快点吃完。

餐盘简单些

盘子里每样食物少放些（不要太多，患者吃不完）。或者一道一道上食物（先给蛋白质，然后是蔬菜，接下来是谷物，最后是饮料和水果）。指令也要简单化（如"现在吃胡萝卜吧"）。如有需要，将大块食物切好再上餐。

如有需要，给予简单提示

帮助患者记住每次就餐的步骤（如"现在拿起餐叉"），或将相应的餐具递给患者。

注意食物的选择

尽量提供患者爱吃的食物，其中水果、蔬菜、奶制品、谷物和蛋白均衡搭配。想一想患者过去最

喜欢吃的东西，试着给他/她提供味道和质地相似的食物。但是，失智症患者忘记自己喜欢吃什么食物的情况也比较常见。

进餐是一种社交活动

尽量不要让患者单独吃饭

即使您自己不吃饭，也给自己准备一杯茶或咖啡，陪患者一起进餐。

备好备选的食物

要额外准备一种蛋白质或蔬菜，以备患者不愿意吃已安排好的食物。但如果患者在面对不同食物选择时犯糊涂或者不开心，最好的办法是简单一些，提供一些他/她平时喜欢吃的食物。

试试手抓食品

小块三明治（含有鸡蛋沙拉、金枪鱼、鲑鱼或奶酪等蛋白质）这类简单的食物，比需要盛放在餐盘里的食物更方便患者食用。手抓食品对使用餐具困难的患者来说是一个不错的办法。

其他健康的零食

水果或酸奶是不错的零食，但是避免给患者吃过多高糖、高盐或高脂肪的食物。咖啡、茶、巧克力和可乐饮料中含有太多咖啡因，这种刺激性物质会引起问题。

根据实际情况决定

在失智症早期，患者可能还能去餐馆或别人家吃饭。但后期患者可能应付不了，所以最好在家里吃饭。如果您想要休息一下，就请人来帮忙照看一下，等患者吃完饭后您就可以出去就餐了。

失智症后期

咨询膳食学家

随着失智症加重，让患者吃饭会变得更困难。有经验的膳食学家能够评估患者的饮食，确保其摄入足够的营养。可能需要给患者提供额外的热量。

考虑进行吞咽功能评估

中度重度失智症患者出现吞咽困难并不少见。吞咽困难可能导致窒息和误吸（小量食物或液体吸入到肺里），这是引发肺炎的隐患。吞咽评估通常由语言治疗师完成。如果确诊有吞咽困难的问题，他们会告诉您如何避免窒息和误吸。

注意感知问题

失智症后期患者可能会有视觉或感知障碍，从而影响进食。如果使用彩色的桌面（桌布及餐具垫）和与之颜色不同的餐盘（如淡蓝色桌布配白色盘子），患者会对进食更积极些。

学习一些给患者喂食的方式。晚期失智症患者常常会完全不吃不喝，家人需要考虑人为方式给患者补充营养和液体。这件事情比较复杂，需要与提供治疗的医生进行探讨（见**晚期失智症**）。

厨房安全提示

如果处于失智症的早期，患者在厨房时可以不用一直看着。可以请作业治疗师来家里评估生活环境。当患者记忆进一步恶化时，考虑患者的安全问题就变得特别重要。

拿掉炉灶的旋钮或保险丝

将旋钮或保险丝收起来，使用时再安装回来，这样确保了只有您或其他照护者可以使用炉灶。检查厨房内其他的电器，如咖啡机、电煎锅、电饭锅、烤箱和电水壶等是否安全。电器不使用的时候，拔掉插头或将其放在患者视线之外的地方。

购买功能简单的微波炉（如果患者能用的话）

教会患者用微波炉代替炉灶加热食物。保证餐盘适用于微波炉，拿走锡箔纸和金属餐具，因为这些都不能在微波炉里加热。

患者自己不再能做饭时，考虑其他办法

可选择上门送餐服务或其他餐食递送服务，或者请人做饭。

清理患者的冰箱

定期检查冰箱，清理发霉、存放过久或过期的食物。失智症患者可能不记得剩饭放几天吃就不安全了，也可能想不起食物放了多久。

购置灭火器

要在随手可及的地方放置一个灭火器，以便您和其他照护者扑灭突发火情。

当吞咽成为问题

失智症中晚期的患者可能会出现吞咽困难，导致食物颗粒或液体误吸入到肺部。因此要做以下一些事情：

注意患者的吞咽情况

患者每吃一小口食物或饮用液体时，确认他/她咀嚼并吞咽下去。注意听患者喝水后是否咳嗽或有

呼吸不畅的声音。液体可能没有进入消化道，而是误入肺部。

告诉医生患者吞咽困难

医生可能推荐患者进行吞咽功能评估。患者可能有吞咽困难：这是一个医学词汇，用于描述卒中或失智症患者经常发生的一种吞咽障碍。

注意坐姿

让患者坐直，下颌稍向前倾。如果您给患者喂食，最好与患者坐在相同高度而不是站着，这样患者不用来回抬头和歪头——容易导致窒息和误吸。

不要强行喂食

如果患者拒绝进食和饮水，不要强行喂食，患者头部向后仰时不要喂食。

进餐不要像打仗

如果进餐不太顺利，那就先休息一下。先用其他事情分散一下患者的注意力，过会儿再给患者喂食。

避免增加窒息危险的食物

这些食物包括果仁、爆米花和生蔬菜。选用一些材质简单的食物。不要给患者吃固体和液体混合的食物，比如炖肉或者肉汤，都不方便咀嚼和吞咽。

做好窒息抢救的准备

您可以考虑参加心肺复苏课程。您会学到如何利用急救法（海姆利克急救法Heimlich Maneuver）抢救窒息患者。聘请护工时，要确保他们受过这方面的培训。

洗澡

勒诺（Lenore）77岁时被诊断为帕金森病。2年后她仍住在自己的公寓里，私人护工每周两次来帮她洗澡和更衣。最近，她开始出现失智症征象，可能与帕金森病有关。家庭支持机构的工作人员告诉Lenore的女儿艾伦（Ellen），她妈妈现在拒绝洗澡。"妈妈过去喜欢洗澡和洗头发，但去年照顾她的护工离开了，换了新人，" Ellen说。"现在我妈妈特别害怕水，当然这位新护工也很不错，但当她把妈妈带到浴室打开淋浴时，妈妈会变得非常焦虑不安。所以我只好亲自去她家帮她，不然她就不洗澡。她身上开始有味道了，真的很糟。"

对正常人来说，洗澡或淋浴是一件很简单的事情，但对失智症患者，即使是早期患者，都是一项困难的挑战。同时，在一定隐私保护下，定期进行身体清洁，对于维护患者的体面和自尊非常重要。

什么时候该打开水龙头？把浴帘掖在浴缸里还是放在外面？如何保证洗澡水不会太热或太凉？肥皂放在哪里？用哪一种洗发水？您是否记得拿上一条干净毛巾？防滑垫放好了吗？

作为照护者，您要综合权衡患者对隐私保护的自然需求，和没有监护时洗澡可能碰到的危险，如患者在浴缸里摔倒、被热水烫伤、骨折、头部受伤甚至是溺水。

应该注意的问题

选择一天中对您和失智症患者最合适的时间洗澡

尽量遵循患者以往的生活习惯，但也要有弹性。患者过去可能喜欢在睡前洗澡。但夜晚对失智症患者来说并非是合适的时间，患者可能会更加糊涂，并且拒绝配合。可以试试在患者睡了个好觉后，在早上洗澡和淋浴，要提前告诉患者，该去洗澡和淋浴了。在患者进入浴室之前，先把浴缸的水放好，不要让患者独处。

按部就班地进行

按步骤给患者指令：

- "现在咱们把睡衣脱掉吧。"
- "现在我要打开水龙头了。"
- "让我来感觉一下水是不是太热。"
- "现在您扶住把手，咱们先把一只脚放到水里。"
- "现在把另一只脚放到水里。"
- "坐下来，放松吧。"
- "我要用香皂来帮助您洗澡了。"
- "现在我要用毛巾盖上您的眼睛，然后给您洗头发。"
- "现在我们要起来了。"

这些对于照护者来说可能比较有挑战性，因为会花费很多时间。但这是能够让患者不害怕洗澡或感到混乱的最好方法，如果患者害怕或者感到混乱，可能会拒绝洗澡。

把洗澡变成一件愉快的事情

要用好闻的香皂或浴液（避免使用使浴缸变滑的浴油）。播放舒缓的音乐（把收音机或其他播音设备放的离浴缸远一些）。

尊重患者的自尊和隐私

看着自己年迈的父母或妻子、丈夫处于这样一个脆弱的状态，您作为照护者在情感上可能很难接受。在安全的前提下，当患者脱衣服的时候，您可以转身背对患者。最终您会找到恰当的做法，时间长了，这项工作会变得容易些。

帮助洗澡需要逐渐介入。您可能会需要请一个护工来帮患者洗澡。洗澡时您先在浴室陪着，直到患者能轻松面对新来的护工再离开。

预防问题的发生

先让患者适应一下洗澡水

在洗澡之前，让患者感受一下淋浴喷水，或把手浸到浴缸里，这样有助于防止或减少焦虑。

让患者手里握一些东西

手里握着浴巾或浴绵会使患者感觉到更加安全和放松。

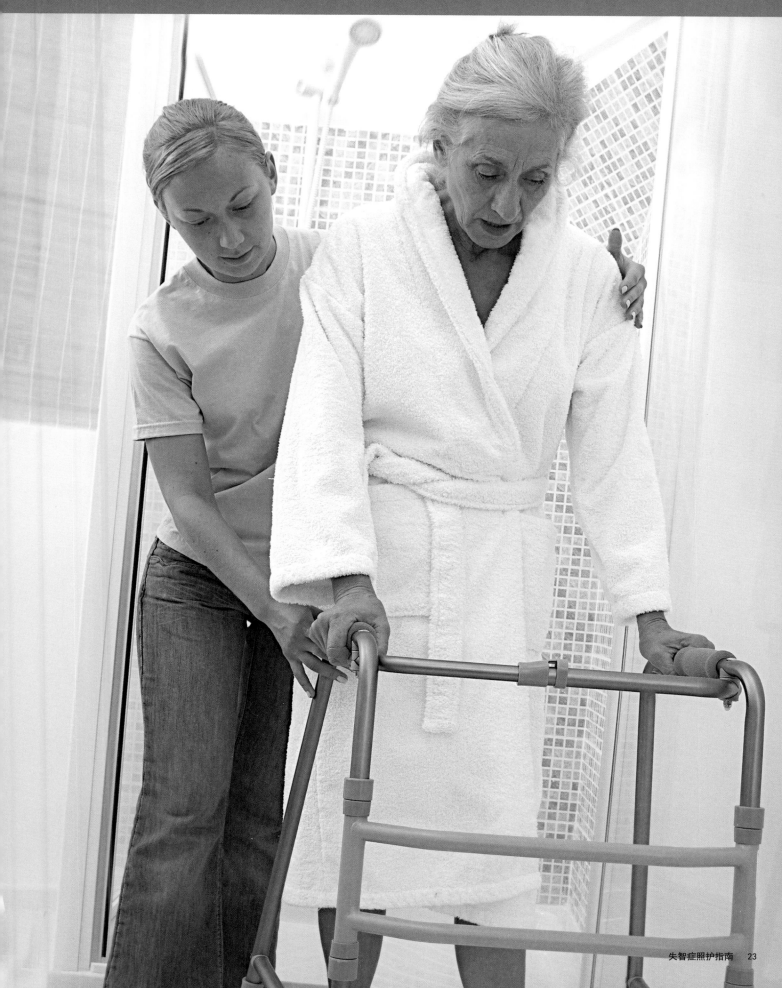

不要强迫患者洗澡

如果患者抵触盆浴和淋浴，可以过一会儿再试试（"洗澡水已经放好了，我给您冲冲背吧？"）。

强化积极的记忆

洗完澡后，给患者一些他/她喜欢的零食（如饼干或温牛奶），或给患者抹一些有香味的护手霜。这样患者会把洗澡和开心的事情联系在一起。

试试海绵浴

如果在浴缸内洗澡或洗淋浴特别困难，可以试试海绵浴。使用刺激性小的香皂和浴巾或海绵来擦洗身体的特定部位，通常的顺序是：脸部、颈部、腋下、腿、脚。倒掉用过的水，最后用干净的水来冲洗生殖器和肛门部位。为了防止摩擦皮肤，确保使用柔软的毛巾把身体完全擦干，可以给患者使用温和的护肤乳液。海绵浴可与盆浴或淋浴交替进行。

换时间洗澡

如果当天患者特别不配合，那就换个时间。有时候时间会改变情绪、缓解躁动的感觉或影响执行的难度。

洗澡的安全事项

请作业治疗师评估

请作业治疗师来家里看看，评估家里的环境，并给出相应的建议。

安装浴室安全装置

即使患者能够独立洗澡或淋浴，在浴室内也应该安装防滑垫、扶手、浴座、手持淋浴器和加高马桶座。这些可以防止跌倒和意外。

水温不要太高

将热水器提前设定好温度，热水水温要低至49摄氏度（或120华氏度），以防止发生意外烫伤。

标记水位

如果患者喜欢泡澡，能够自己给浴缸放水，用一个防水的荧光贴来标记浴缸的正确水位。这样可以防止水太满溢出浴缸，也能帮助患者在进入浴缸前判断水的深度。

穿衣和打扮

10年前，也就是古斯（Gus）50岁时，被诊断为早发性阿尔茨海默病。他的妻子卡米拉（Carmela）大多数时间在家办公并照护他。"但在我必须得去办公室时，就会有些困难。我得前一天晚上为他选好衣服摆放出来，把剃须膏和安全刮面刀在浴室里摆放好。几个月前他还能自己穿衣服和剃须，但现在我中午回家时会发现他穿着睡衣裤、满脸剃须膏在那坐着。有时他直接把外裤套在睡裤外面。我想我去上班前要起得更早一些来帮他了。"

在失智症早期，患者可能还能独立穿衣和打扮。您可以简化这些步骤，让患者可以更好地自理。

保持简单

有序地整理衣物，降低穿衣难度
在抽屉和壁橱门上粘贴图片或标签进行标识。这样方便患者找衣物。

衣物要容易穿戴
患者的衣服最好是穿脱较容易的运动服、开襟毛衣和有松紧带的裤子等。许多商店、网站和产品目录里都有这类衣服。

检查患者的衣柜，必要时做一些改变
例如收起那些扣子小的、有蕾丝边和拉紧扣的衣服。扣子大、有按扣和松紧带的衣服对患者来说相对容易驾驭。尼龙搭扣可以用来代替难穿的拉紧扣。

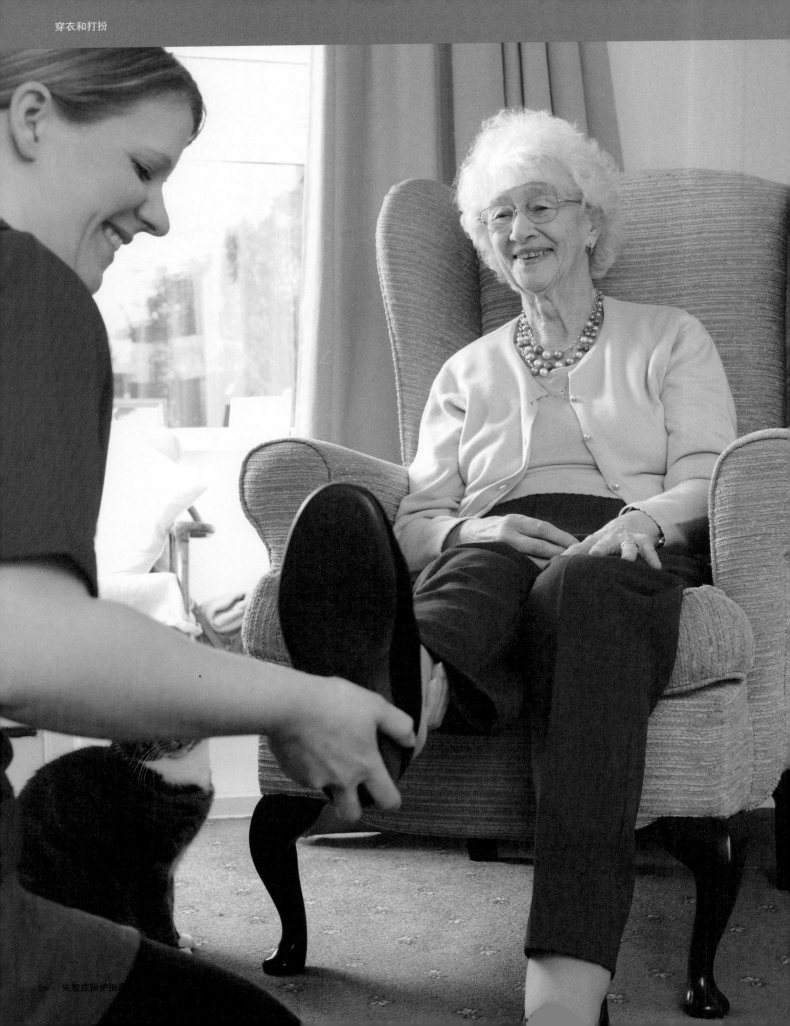

购买容易洗涤和维护的衣服

购买不易磨损、可洗涤、不易皱褶和阻燃的衣服。

中意的衣服要多买几套

如果您发现符合条件的衣服，多买几件——颜色和图案样式可以不同，这样每天都有干净的衣服可穿。

限定患者衣柜的尺寸

多数人都喜欢自己有很多衣服和鞋子可供挑选。但是对失智症患者来说，选择过多会带来焦虑和迷糊。保证有适量干净的衣物供患者挑选就可以了（患者自尊很重要）。收起或扔掉过季的或很少穿的衣服。

把衣服整套挂在一起

如果患者挑选衣服有困难，把衣服成套地挂起来可能有帮助，如把裙子与衬衫或毛衣挂在一起；把裤子与衬衫或套头衫挂在一起。还可以用小塑料袋把干净的内衣、袜子或长裤分别装起来并挂在衣架上。

尽快脱掉脏衣服

许多失智症患者看到衣服脱下来洗会很伤心，即使是衣服已经很脏了。他们也不太会注意到衣服有异味。等患者睡着后，把衣服拿去洗了。这样可以避免患者焦虑，也能够避免患者第二天闹着不换衣服。

给患者留易于打理的短发

容易打理的发型可以使打扮容易些。如果需要，可以预约提供上门服务的发型师或理发师，帮患者理发和做发型。

支持患者健康自尊

尊重个性风格

如果您的母亲总喜欢穿彩色的衬衫，继续让她的衣柜里有这样的衣服（注意选一些按扣而不是纽扣衬衫）。如果您丈夫出门总是系领带，那就把过去的领带换成卡夹式领带。

允许患者自己选择

让患者决定自己的穿着，可以在床上摆好几组衣服让他/她自己挑选。

让自己穿衣更容易

把叠好的衣服按穿着的顺序放在床上。例如，内衣和袜子放在最上面，因为这些要先穿；下面放裤子/裙子和衬衫；马甲或毛衣放在最下面。

让患者尽可能多地参与

也许患者仅是自己把胳膊放入袖子里，或自己提袜子，但这也是重要的参与，能够让患者感觉独立和有用。

修剪指甲和简单化妆

这些活动能够促进患者放松，帮助患者维持自尊。

安全穿衣和打扮的建议

不要用剃须刀片剃须

购买电动剃须器，教会患者在有人看护的情况下使用。如果患者学不会，那就需要您来帮患者剃须了。

鼓励患者根据天气适当着装

失智症患者常常不能按天气适当着装。秋季和冬季时，把外套、靴子、帽子和围巾放在门口容易看见的地方。

注意鞋子大小

选择尺寸合适的鞋子，选择支撑面大的鞋子。扔掉尺码过大的鞋子以及人字拖鞋和后开式拖鞋，这种鞋子容易导致跌倒。

足部护理很重要

保持足部干燥和洁净，定期修剪脚趾甲。对于皮肤较薄和干燥的老年人，以及足部容易感染而恢复却很慢的糖尿病患者来说，做好这些工作非常重要。足部护理专家、足病医生能帮您护理患者的足部，也可以定期预约上门护理服务。

在夜间保持患者足部温暖

在夜间（尤其在天气寒冷时），患者应该穿着防滑袜睡觉。保持脚部温暖能防止起夜。如果患者非得夜间下床，防滑袜也可以增加安全保护。

口腔和牙齿护理

亚瑟（Arthur）一直以来都对自己拥有一副好牙齿和健康的牙龈感到自豪。他的父亲是一名牙医，全家在父亲的督促下都很关注牙齿健康。73岁时，Arthur患了脑卒中，导致他右侧肢体弱，使用惯用的右手变得很困难。他的短期记忆也受到损害，开始出现早期血管性失智症的表现。在康复期间，Arthur重新学习了如何走路、穿衣和自己吃饭，但他对别人帮自己刷牙和清洁部分上腭很抵触。"他喜欢用自己那个旧的手动牙刷，但很难用左手刷牙，"他的陪护理查德（Richard）说。"当我要帮他或专业人员介绍电动牙刷容易使用的时候，他非常抵触。他经常有口气，这样不太好，但我不知道该如何帮他。"

口腔和牙齿护理对我们每一个人都非常重要。但是当一个人患上失智症后，口腔问题可能导致不适，从而影响患者的行为、进食和说话。

安排时间

选择一天中最合适的时间做口腔和牙齿护理

患者之前可能有固定的日程安排，可以尽量遵守。如果没有，口腔护理应当选择在一天中较为安静和安定的时间进行。

给患者时间准备

提前告诉患者该到刷牙的时间了，这会有帮助。

按部就班地进行

每个步骤都要告诉患者。要讲得缓慢、尊重和有耐心。平静地交流通常有用。让患者逐渐熟悉牙刷和牙膏的感觉/味道。

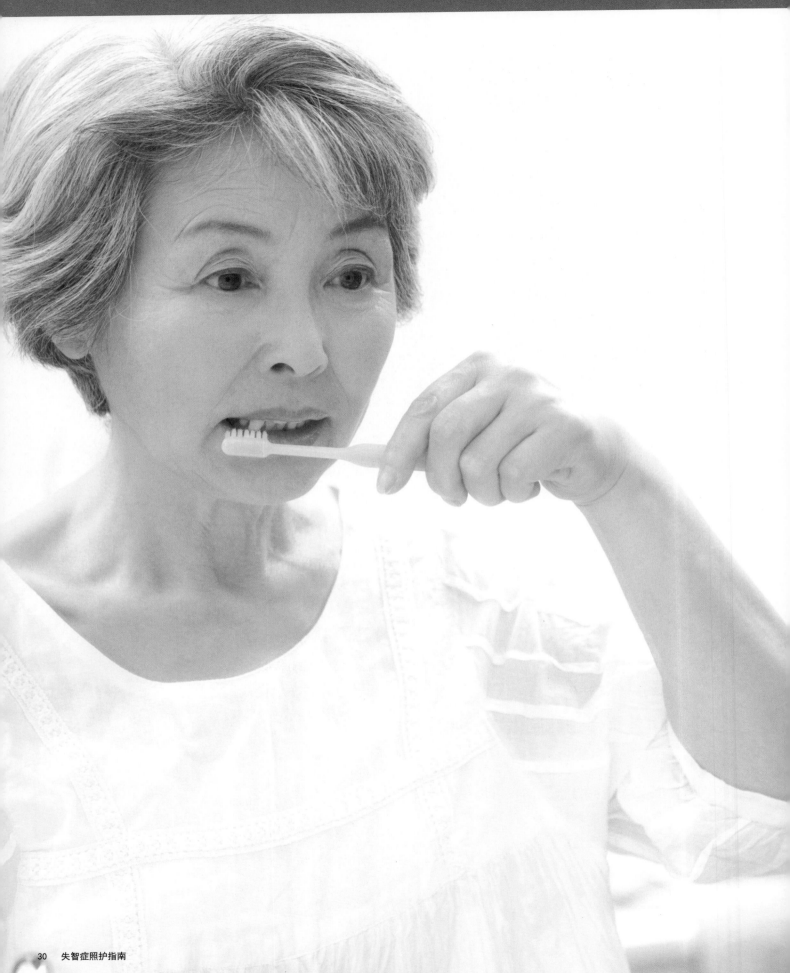

口腔护理技巧

如有必要,先引导患者

首先您把手放在患者的手上,指导患者刷牙,之后可能就无需再手把手指导,只需看着患者完成。那些握住牙刷有困难的患者可选用牙刷辅助装置。

不要担心技巧

用特别软的尼龙牙刷去清理牙齿、舌头和牙龈。尽量清洁干净牙斑与碎片。如果不能用牙线清洁牙缝也别担心,重点是刷好牙。

抵触刷牙

如果患者特别难受或要停止刷牙,那么就过一会儿再试试。

关于牙膏

推荐使用含氟化物的牙膏。使用少量牙膏,漱不干净没关系。牙膏中的氟化物如果残留在牙齿上,依然会起到清洁作用。

关于漱口

有许多种含有抗菌作用的漱口液,可以减少口腔中的细菌。如果患者不能漱口,您可以把小块纱布浸泡在漱口液里然后擦洗患者口腔。或者使用小量吞咽也安全的漱口液。

处理义齿(假牙)

保持假牙清洁

如果患者已经戴了很长时间的局部或全套假牙,那么他/她会习惯戴假牙、每晚冲洗和浸泡假牙。如果这些已经成为习惯,尽管患有失智症,患者可能也会保持做一段时间。餐后用流水冲洗,夜晚用清洁水浸泡,对于假牙清洁非常重要。整夜戴假牙容易导致感染。

安排检查假牙

如果发现患者戴假牙时出现不适或其他问题,尤其是上次调整假牙后患者体重明显下降时,请预约牙医调整假牙。如果患者戴全套假牙,那么定期看牙医非常重要,牙医会检查软组织和牙龈,看假牙是否合适。同时,在去看牙医时,诊所会用特殊机器对假牙进行清洁。

使用最好的黏附剂

假牙黏附剂会引起胃部不适。如果需要黏附剂,牙医会推荐粉剂。请向牙医、假牙技师或药剂师进行咨询。

口腔健康问题

合理饮食对口腔健康的作用

规律刷牙和使用牙线十分重要，而营养均衡的膳食也很重要。让患者减少或避免食用高糖饮料和食物，不要食用高酸性食物和果汁。

注意口干

患者可能会有口干的症状，而且经常要求喝水；或者您会注意到患者口腔异味及嘴唇干裂。这种情况在老年人中很常见，服用某些药物可能引起或加重这种情况。如果患者正在服药，咨询药剂师该药物是否有引起口干的副作用。长时间口干会增加患龋齿的风险。把这些问题告诉牙医，他可能会推荐漱口或擦拭口腔，保持口腔组织的润滑。

定期查看患者口腔

可能患者有口腔疼痛但说不出来。特别要注意患者咀嚼食物有没有难受，或者是不是总把手指伸入口内。如果您看到任何变化，如溃疡、肿胀、红色或白色斑，或牙龈肿胀、刷牙后出血，则需要牙医进行检查。

定期口腔检查

选择一个对老年患者有经验、和蔼的牙医。如果患者拒绝去看牙医或者检查，要告诉相关医护人员。失智症患者在陌生环境会产生新的焦虑，需要谨慎对待。

尿便失禁

穆里尔（Muriel）与儿子尼尔（Neil）和儿媳的关系非常好。现在她已经88岁，处于阿尔茨海默病的中期。在居家照护服务的帮助下她仍住在自己家里。她的儿子每周末都回来看她，做家务、清洗脏衣服。

"尿便失禁的情况加重了，"Neil说。"一般主要是尿失禁，但是最近她也有小量大便失禁。这对于母亲来说很痛苦，皮肤常常擦伤和疼痛。这让我也很难堪。说实话，好几次我不得不给她清理，这让我们都很难过。"现在Muriel出门时，Neil都坚持要求她戴尿不湿以防失禁。但是她常会抵触使用这东西，认为没有必要。Neil说："现在母亲几乎意识不到自己大小便失禁，还有这对个人卫生造成的影响。"

随着疾病的发展，许多失智症患者会出现尿便失禁。这会使照护从体力和情感上都变得困难。

失智症患者的两种失禁

小便失禁

当失智症患者不能控制膀胱时就会出现小便失禁。失禁程度从小量尿液渗出到完全失禁。

大便失禁

大便失禁相对少见。同样，失禁程度可以从少量大便到完全污染衣裤。

这两种类型的失禁都可以治疗，因此咨询家庭医生十分重要。

尿便失禁的原因

失禁的医疗原因包括：尿道感染；男性前列腺问题；严重便秘挤压膀胱；外伤或女性生育导致的膀胱无力；糖尿病；既往卒中病史；某些脊髓病。这些情况通过药物治疗可能会有改善。

任何导致腹泻的原因也可能引起大便失禁，如果患者长时间大便失禁，要告诉家庭医生。

慢性关节痛或背部疼痛患者，可能会因为来不及到洗手间，导致尿便失禁。

尿便失禁的非医疗原因包括：身体不再对便意有感知；忘记常规地使用洗手间；或忘记洗手间位置。这些情况通常与失智症导致脑损伤有关。

一些处方和非处方药物，可能导致尿便失禁。如果怀疑这种情况，请向药剂师或家庭医生咨询。

需要考虑的事情

熟知患者如何表达"洗手间"

如果患者不再认识洗手间这个词，或改用其他词来表达，可能会产生问题。

设定如厕的常规时间

安排患者每两小时如厕一次。要特别记住每天早晨睡醒后、饭前饭后和睡觉前都要使用。

必要时提供帮助和提示

包括解开扣子和拉开拉链、脱裤子、帮助患者坐在马桶上。如果患者站不稳或需要在没有监护的情况下使用洗手间，最好安装扶手或提高马桶座位高度。

观察患者是否有想如厕的征象

例如，观察患者是否坐立不安、站起又坐下或拉扯自己的衣服等。

不要催促患者

给患者足够时间，避免分散患者注意力。注意患者如厕时是否希望您在场，或给他私人空间是否让患者如厕更顺利。

注意患者个人卫生

鼓励患者如厕后自己清洁隐私部位。随着失智症加重，患者可能不再能恰当和安全地自行如厕，这时就需要帮助患者，防止弄脏内裤，产生难闻的气味。

预防夜间尿便失禁

午休或晚上睡前的两个小时要控制患者饮水，但要保证患者在其他时间摄取足够的水分。

使用便盆和/或尿壶、便桶

这些工具在夜间对那些行动迟缓、不能及时到洗手间的患者有帮助。

环境提示

在洗手间门上贴标识

确保洗手间门上要有清楚的标识,贴上马桶的图标或"洗手间"字样。您也可以把洗手间门或门框刷成与周围墙壁不同的颜色，可能便于患者辨识。要保证浴室的照明够亮，过道有夜灯。

避免造成视觉误会

失智症患者可能会把房间里一些地方混淆成马桶，例如厨房敞开盖子的垃圾桶、废纸篓，甚至壁橱都可能误当成马桶或洗手间。如果浴室地板和马桶颜色相同，男患者站着排尿可能会有困难。用彩色的胶带标示马桶的边界可能能解决这个问题。

保证马桶座足够高

当坐在马桶上时，患者的双脚应该可以放在地板上，周围应该有些支撑，如坚固的扶手或手柄，以便患者有把握地坐下或站起。

衣服

选择容易穿脱的衣服

选择容易脱下的、不需要解开腰带、解开纽扣或拉紧扣的衣服。女性患者不要穿连裤袜或紧身内衣。

选择易洗易干的衣服

一些棉布料或棉毛类衣服，易于穿戴和洗涤。

选择特别的内裤或卫生护垫

一次性内裤（在药房或者专门保健商店里有售）和一次性尿垫能够吸收失禁尿便，保护衣物且容易更换。如果外出时失禁的话，也能一定程度上维护患者的尊严。确认您使用的是合适的产品：合身并容易穿脱。

考虑使用防水床品

有拉链的塑料床罩能够保护床垫，但不要直接接触皮肤，因为可能引起皮肤疼痛和发炎。也可以购买特殊的保护性被套和枕套。吸水性好的底垫也可以使用，有助于确保床和座椅表面干燥。

在夜间保持患者足部温暖

有些患者踩在凉地板上时会感到尿急，因此建议患者穿适当的鞋子，在床边放好随手可取的防滑袜或合脚的拖鞋，以防止这种情况的出现。

皮肤护理

保持皮肤清洁和干燥

如果发生失禁，患者会阴部皮肤（女性是外阴和肛门间的区域，男性是阴囊和肛门间的区域）会受尿便的刺激。用温和肥皂和清水清洗会阴部皮肤，如有需要，尤其在大便失禁后，也可使用护肤乳。如果患者平时穿戴用于失禁的产品，需要及时更换。

注意皮肤的变化

包括皮肤变红，出现皮疹、疮和水疱等情况。如果经过仔细清洁，用过保护性或医用乳膏后，皮肤还不能愈合，请联系患者家庭医生或上门护士。这个区域的皮疹尤其会引起患者疼痛和不适。

当尿便失禁发生时

如果患者突发尿便失禁，您要做的最重要的三件事情是：

- 克服窘迫感或厌恶感
- 避免生气或表现出难过
- 记住这不是患者的错

当然，做比说难，特别是失禁经常发生以及患者不能控制排便时。

重要的是不要让这个问题影响到您自身的健康，或损害您与患者的关系。医生和其他医护人员可能会推荐您咨询"尿便失禁专业顾问"，他们会帮您评估目前的状况并帮您找出处理方案。失智症患者大便失禁是他们无法再在家里接受照护的最常见原因之一。

沟通

杰克（Jack）在妻子去世三年后被诊断患有抑郁症。他无法独自生活，于是搬到了小儿子大卫（David）家，与儿子和儿媳（伊莲）Elaine一起生活。尽管Jack的身体仍然健康（76岁），但是出现了早期失智症的表现。Elaine全天在家照看儿子，她对公公的行为感到沮丧。"他过去特别好相处，"她说。"但现在总跟着我在屋里到处走，一遍遍地问同一个问题，比如，现在几点了，鞋子放在哪里了，"她接着说，"我回答了他，但他还是不断地重复问题。如果我在打电话，他就会到厨房来找我说话。我不知道他要干什么，这让我心烦意乱。"

沟通是分享信息、思想、想法和情感的过程。沟通包括我们与人交谈以及理解别人说话的能力。

我们有许多语言之外的沟通方式：面部表情、手势、声调和肢体语言。当患者失去清晰表达思想和情感的认知能力后，理解非言语的表达就会变得更加困难。这也会让患者和照护者非常受打击。

患者不再能理解正在发生的事，也不能表达自己的需求或情感。这会导致他们爆发沮丧、生气和/或焦虑不安的情绪。

记忆问题会对沟通产生直接的影响。患者可能记不起您不久前说过的事情，这就意味着您不得不重复说同一件事情。同样，患者可能会忘记告诉过您或问过某件事情，他就会反复地问或评论同一个问题。

患者不能理解您可能会让您很容易产生失落感。但是请记住，失智症患者也会因为不能表达自己的需求而感到失落。

随着失智症病情的发展，您与您照护的患者要找到彼此交流的新方法，尤其在患者记忆和其他关键的认知功能持续恶化后。这意味着您需要更多的观察力、耐心以及创造性来进行表达。知道这点很重要，即所有人，不管是否有障碍，仍能通过一些方法进行交流。下面一些建议可能对您有帮助*：

设置环境

确保没有分散注意力的事物存在。例如，关掉电视或收音机。

谈话前吸引患者的注意力

从前面慢慢走近患者。避免从身后走过来，或者突然示意吓着患者。轻轻抚摸患者的胳膊或手，眼神交流，称呼患者的名字。

等患者准备好倾听时再讲话

这需要一些时间，所以不要匆忙催促。如果可能，留出更多时间进行沟通，也给患者足够时间进行回应。不紧不慢地沟通，会让您和患者感觉都比较好。

放慢语速，发音清楚

要使用患者能听懂的简单词句，一步步进行交流，给予简单的指令。

如果患者没能理解，换一种说法

复述重要信息或问题，或换个说法。

分解任务

不要说"该穿衣服了"，而是用简单的步骤把任务表述出来："来，脱掉您的睡衣……现在穿上您的内衣……给您毛衣。我帮您系上扣子……现在坐下来，我们把袜子穿上……现在把鞋子穿上。"每次给患者单一信息。通过"是或不是"问句或者二选一来限定患者的选择，这样对他/她更方便——例如，不要说："午餐想喝什么汤？"而应该问："您午餐想喝番茄汤还是鸡汤？"

使用幽默或轻松的方式

温和的玩笑话或哄劝比争执或坚持的方式效果要好，也有助于缓解您自己紧张的神经。

注意非语言暗示

失智症患者很容易关注别人的非语言暗示，包括语调、面部表情和肢体语言。尽量让语调和举止积极和温暖。当您感到生气或紧张时，这是很正常的事，那就先从当下的情境中脱离出来。有时一个拥抱也会大有帮助。

---

*改编自安妮·罗宾逊和贝丝·斯宾塞出版于1998年的《应对困难的患者行为》。

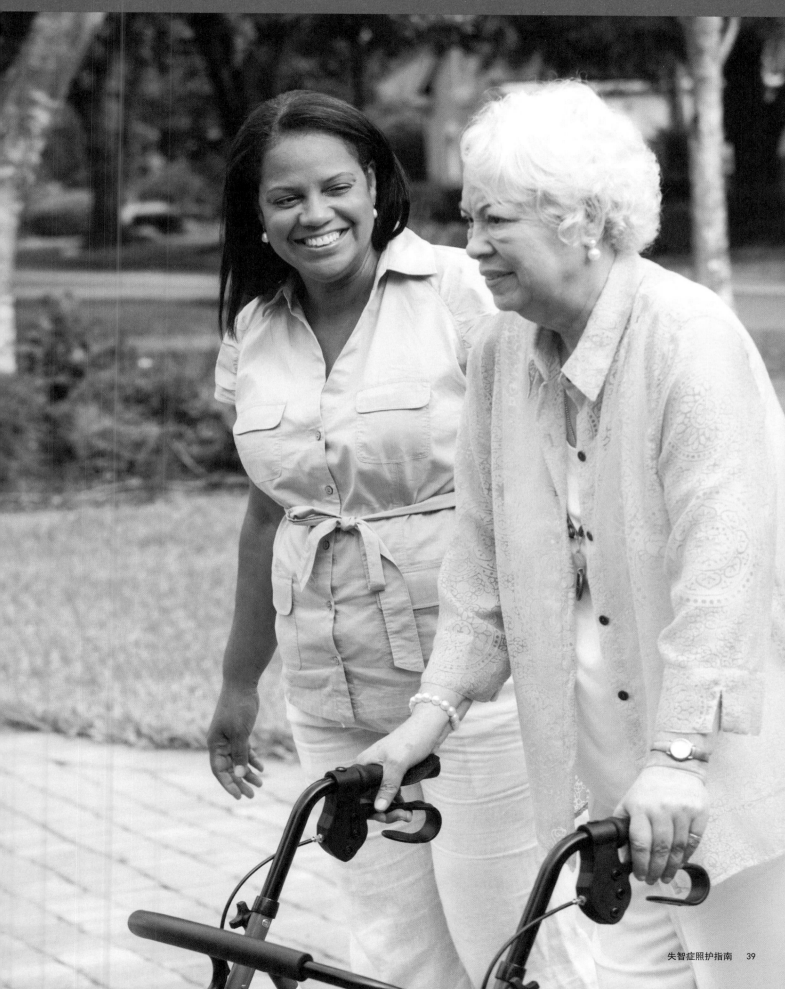

形成规律的日常

每天引导患者，把要做的事形成常规，这样患者就知道什么时间要做什么事（"今天是星期天，我们该去超市了，午饭后就出发。"）。

想想如何进行表达

避免问很多问题，尤其当答案需要借助良好可靠的记忆才能得出的时候。例如，不要问那些需要患者说出某人名字或某物名称的问题（"今天谁来看您了？"）。尽量不要让信息、问题或指令超出患者的负荷。

关注积极面

不要告诉患者有哪些事情是他做不了的，而是积极关注患者现在仍能做到的事情。

展示和讲述

失智症患者更容易理解有动作和有实物辅助表达的话。例如，询问患者饿不饿时，可以做出拿刀叉放到嘴边和咀嚼的动作，来使您的话语更容易理解。

如果患者没能理解,换一种方法

复述重要信息或问题，或换个说法。也可以让别人加入交流，有时其他人可能会有不同但更有用的方法。

了解自己的承受限度非常重要

照护失智症患者是一项非常困难的工作。当不能与所爱之人进行沟通时，产生沮丧、生气甚至抑郁的情绪是很正常的。此时，您和患者最好都休息一下，做做别的事情。如果可能，请其他人帮着照护，可以是其他家人、朋友或专业照护者。这样也可以给自己放松一下。

有时过犹不及

当您花越来越多的时间在患者身上时，或去探望患者时陪他/她更长的时间，试图更多地进行沟通时，可能会适得其反。少做一些看看结果怎么样。

性与亲昵

马尔科姆（Malcolm）和妻子琳达（Linda）婚姻幸福，到70多岁时仍有性生活。Malcolm被诊断为帕金森病后，开始出现一些记忆丧失和人格的变化。"他的行为变得更有攻击性，跟着我到处走、自己摸自己，以从未有过的方式谈论性。很快他就变得一整天都是如此，包括家里有外人或有保洁时，甚至孙子们来看望我们的时候也这样。"Linda说。"这让我很难堪，所以之后我不再邀请别人来家里做客了。"Linda对丈夫渐渐失去了性趣，这使她感到孤独。"我不忍拒绝他，但不再有从前的感觉了。"她说。

当伴侣或年迈的父母被诊断为失智症后，必须应对很多变化，其中就包括性和亲昵的变化。

尽管会有失智症的影响，但患者仍然有需求和欲望，照护者也一样。这个话题通常在家里难以讨论，对专业医护人员又难以启齿，但这就是人生活中的一部分。以下您是需要了解的：

性生活、性欲与亲昵

人类关系方面的专家认为性生活、性欲与亲昵应该分开来看：

- 性生活是指伴侣之间的性交行为。
- 性欲是指与性有关的渴望和行为，可以有也可以没有性交行为。
- 亲昵描述的是一种亲密的、相爱的关系，可以与性交或性欲有关也可以无关。亲昵对每个人来说都是一种很重要的需求，无关年龄或疾病。

失智症可能会影响性生活、性欲与亲昵，例如：

● 一些患者可能会失去羞耻感或不能自制，以新的、令人尴尬或窘迫的方式来表达他们对性的想法和需求。这与失智症引起的大脑改变直接有关。

● 一些患者可能完全失去对性生活和亲昵的需求。

● 一些患者可能对伴侣没有兴趣，而对其他人显示不当的行为。

每个人都会因为个人过往、经历以及偏好的不同，而有不同的方式来表达亲昵需求。性生活不是获得及表达爱和感情的唯一方式。伴侣间温暖而充满爱意的接触、家人和朋友的抚摸和拥抱，这些都能满足对亲密的需要。

一些适应力强的人在伴侣患失智症后，仍然能享受与伴侣的性生活和亲昵关系。而另一些人则需要寻找新的方法来表达爱和关心，以及解决自己的生理需求。

随着失智症发展，伴侣、朋友和家人能够看到患者生理或感情愿望的表达是如何改变的。这些改变是艰难的。在疾病的晚期性亲昵不再可能，但是在感情和关怀上仍有相互慰藉。

夫妻间的性亲昵

如果您的丈夫、妻子或伴侣患了失智症，您可能被其他问题弄得筋疲力尽。单这一点就会影响您对性亲昵的渴望。药物副作用、无法计划任何活动、糊涂、易怒或睡眠模式改变，都可能影响对性的兴趣和/或满意度。请尽量不要把这些改变当做是患者对您本人没有兴趣。

如果您和患者仍对性生活有渴望，能享受性生活，那么这将会给你们带来慰藉，也是缓解压力的途径。如果在失智症确诊前您和爱人之间已经没有性亲昵，那么诊断后没有也是可以接受的。如果您的爱人已不再对性感兴趣，那么您可以用不同的方式去满足爱和亲密的需求，例如拥抱、牵手、一起躺在床上、背部按摩，这会给您们带来满足感。如果一方或者双方可以通过自慰感到满足，那也是一种减少压力和享受性愉悦的方式。

棘手或不当性行为

因为失智症会影响大脑的"控制"系统,所以经常会改变患者的性行为方式。例如,患者可能会对性重新感兴趣或有更活跃的兴趣,也可能会失去兴趣。这两种情况都可能让伴侣受到伤害、感到尴尬和困惑。

患有失智症的伴侣或者父母表达性欲或亲密需求的方式,在他人看来可能是冒犯。下面介绍失智症患者有时会出现的一些行为,以及应对的建议:

公共场合自慰、抚弄生殖器、脱衣或对他人不当性冒犯

这会给家庭成员、照护者和朋友带来不适和尴尬。如果患者能感受到关心、得到温情以及身体接触,这些不当行为会大大减少。当有这些不当行为发生时,不要生气和失望,最好把患者的注意力转移到其他事情上,做一些散步之类的身体活动会有帮助。

不当的性评论或谩骂

如有发生,转换话题,谈论一般的话题可能有助于终止这种行为。

带有性含义的攻击行为

这会让失智症患者身边的人感到十分不适。作为照护者——配偶、伴侣、成年的子女或其他照护者——不要感觉不安全。您需要立刻分散患者注意力,并寻求帮助。咨询患者的家庭医生,看是否有根本原因导致这些攻击行为,能否控制,并探讨使用药物治疗的可能。

了解不当行为的原因

在有不当性行为发生时,了解发生什么很重要。无法自制——例如,脱衣服、公共场所手淫、色情语言等,可能在失智症患者身上发生,并且您要认识到这是疾病的信号。

然而,不是所有不当的性行为都是无法自制、性挫折或缺乏亲昵行为所导致的。以下是其他一些可能的触发原因,了解后就可以预防或管理这些不适宜行为。

个人卫生差

个人卫生差或无法独立使用洗手间可能会引起外阴部不适,患者做出的反应会是抓挠或揉搓外阴部。在患者到了仅能感知不适却不了解原因的阶段,尤其要监督和保持患者的个人卫生。

混乱

失智症患者对于身体发出的信号比如尿意会感到糊涂。他或她的反应是脱衣服和/或抓握生殖器。让患者定时如厕，不再对尿意感到不解，从而预防这种情况的发生。

不舒服的衣服

患者抚摸生殖器或想脱衣服，可能是因为内裤、尿不湿、短内裤或裤子太紧、潮湿或者不舒服引起的。

药物反应

如果患者开始出现不当性行为，咨询患者的医生。这可能是由药物副作用或疾病引起的，需要进一步检查。

沟通困难

失智症患者较难表达清楚需求和欲望。重要的是要了解患者不当性行为是为了给出"性信息"，还是交流困难的某种表现，比如，这种行为是否意味着"我感到难过"或"我需要关心"。

应对不当性行为

将患者带离当前环境

如果患者的行为令您和他人感觉不适或者难堪，试着通过改变当前的活动或谈话来进行劝阻。如果不奏效，将患者带离当前的环境。

考虑更换患者的衣服

有松紧带的裤子能防止男患者解开拉链，也能防止女患者掀裙子。

隐私非常重要

无论您是否有性生活，都要认识到你们需要隐私。无论是在家里还是在护理机构，提醒他人注意您和患者的隐私是非常重要的。

温柔对待

对待这些不当行为您的反应要温和并且始终如一。不要害怕寻求别人的帮助和支持。

真诚地对待自身的需求

对您伴侣的性需求说"不"也是没有问题的。如实地说出自己的想法也是对伴侣的尊重。

分房睡

如果伴侣的性举动对您造成困扰，您可以分床或分屋睡觉。强调这样做的好处（如夜间休息会更好，有私人空间等），不要让患者感觉到拒绝。请记住，您的感受也非常重要。

看是否需要医治

有些药物有助于预防和控制患者的不当性行为。不要羞于看家庭医生。请记住这种不当行为是疾病的症状之一。

处理自己的反应和需求

如果在伴侣患失智症之前你们的性生活很好，而现在他/她不再对性或亲昵行为有兴趣，这可能又是雪上加霜。希望这种时候对幸福时光的回忆可以带来一些安慰。您可以尝试以下建议：

- 如果可能，与伴侣真诚地谈一下双方的感觉，看看双方可以有什么折中的方案。
- 如果自慰是熟悉和舒服的，那您也可以通过自慰给性或亲昵需求提供另一个出口。不再能性交的夫妇可以通过自慰或互相按摩，来享受亲密的感觉。可以试着探索身体接触的新方式。

- 其他维持身体关系的行为，如洗温水澡、按摩和打扮等都可能给双方带来舒服的感觉。
- 照护者的角色可能会让您拒绝欲望或身体的亲昵。您要接受，有生理需求和欲望是正常的，不要有羞耻感或负罪感。

让家人和朋友理解

并非所有的照护者都是配偶，也可能是成年子女、孙辈、朋友和其他照护者，他们在照护失智症患者时可能会遇到来自患者的不当性行为。

有些父母对性生活闭口不谈，而那些从未看过父母裸体的成年子女会对这种情况感到更加烦恼。他们另一方面也希望保护自己的子女，避免他们见到祖父母毫不掩饰的或不当的性行为。

以下的应对策略可以使所有人免于尴尬：

- 不要羞于告诉家人和朋友，让他们了解您爱的人有不当性行为的情况。他们要充分理解，才能支持帮助你们。
- 如果患者的行为给他人造成了困扰，转换话题，或把患者带离当前的环境。

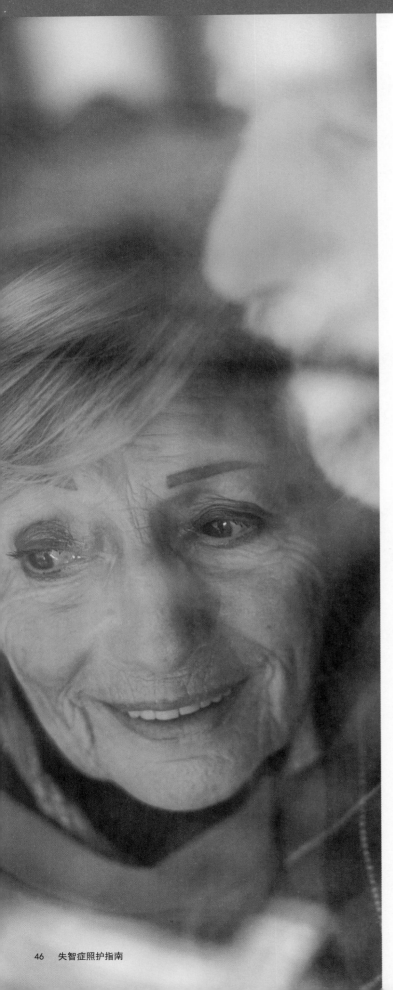

- 尝试着去控制自己的反应。愤怒或责备只会增加患者的负面情绪，且实际上还会助长这种行为继续或重复出现。

- 在社交场合中，幽默是一个有效的应对方法。简短的笑话或交流的微笑能帮助改变谈话方向。

- 如果某个行为或谈话令您感到被冒犯和不快，说出来然后转换话题。这么做能让家人和朋友了解您的感受，努力支持作为照护者的您。

- 最后，无论您是患者的配偶、家人或是好朋友，照护患者时，请记得以各种方式表现您的爱和情感，这样会使你们双方均感受到快乐。大多数情况下，无论是否患有失智症，关爱的抚摸、鼓励的轻拍和深情的拥抱都会给人带来宽慰。

- 在这方面不要羞于向人求助。可以咨询患者的家庭医生或其他专业护理人员，他们会给您具体的指导意见。

休闲活动

洛琳（Lorraine）一直以来都特别擅长烘焙。她总是在厨房里忙碌，给丈夫拉里（Larry）和孩子们烘烤面包和蛋糕。79岁时Lorraine被诊断患有阿尔茨海默病。"只要我把原料和烤箱准备好，妈妈仍能够凭着记忆来烤面包，"她女儿玛丽莲（Marilyn）说。"但她现在不能看着配方做面包了。"随着失智症病情加重，Lorraine不能单独在厨房干活了。"但是至少我那时每周会回来一次，我们一起做面包或蜂蜜蛋糕--这是她最拿手的。她的样子让我难过，但她自己在搅拌面糊和揉生面团（做面包用）时仍然很开心。最终她连这些也不能做了，但我依然怀念妈妈帮我一起烤面包的时光。"

失智症会影响患者的一些能力，使他们无法再做曾经爱好的休闲活动，如读书、写信或电子邮件、智力游戏、购物、厨艺、体育运动、看电影或与朋友共进午餐。

通过细致的计划，失智症患者依然能够继续参加一些娱乐活动，并从中找到成就感。

在失智症的早期，许多患者能够参与这样的一些活动并从中获得乐趣。但是随着失智症的发展，患者可能会觉得过去的爱好和消遣难度太大，挫折感会大于享受的感觉。

例如，如果您丈夫不再能打桥牌，他可能还能参加常规的宾戈游戏。如果您年迈的母亲不能再为家人准备饭菜了，但她还能帮忙煮汤（有人监护的情况下）和布置餐桌。

看着过去非常擅长某项运动或比赛的老人，现在只能坐在餐桌旁与孙子们下西洋棋时，有些人会感到很难过。请记住，只关注当下就好。任何能够吸引患者注意、给他或她带来成功和快乐感觉的活动，都是非常好的娱乐活动。

为失智症患者准备休闲活动的一些技巧

选择有意义的活动

活动应该与患者既往的生活方式、工作历史、爱好、娱乐和社会兴趣及人际关系相关。患者做一些自己熟悉的事情时会比较容易也更加享受。如果患者完不成活动或达不到活动要求的程度，就会感到无聊甚至难过，这时就该找一些新的休闲活动了。

考虑目前的能力

要明白在失智症病程的不同阶段，患者的能力可能时好时坏。安排活动要有弹性。例如，您母亲某天能用量杯量好烘焙所需的配料，但是之后的一周她能做到的只是搅拌面糊。重点在于让她从活动中体验成就感。

观察患者的反应

即使您的丈夫不再能与您玩拼字比赛了，但他仅仅是看您在图板上拼字和计算分数就会很开心。那之后你们可以一起试着把所有单词组成句子或故事。如果他能集中于当前的活动，并能交谈和微笑，这就是成功的娱乐活动。

考虑感官体验类活动

尽管患者的认知能力受损了，考虑进行用到听觉、视觉、嗅觉、味觉和触觉的活动，这样可能仍能给患者带来快乐。例如，给患者梳头（或让患者给您梳头）、抚摸动物、闻花香或香料的味道、在后花园或公园看鸟，品尝和区分水果蔬菜的不同味道等。

探索艺术性的活动

这些活动可以包括听音乐、唱熟悉的歌曲、画水彩画和看图画书。这些活动不需要复杂的认知或语言技能，但能鼓励自我表达，吸引患者的注意力。有证据表明，即使是重度失智症患者，他们大脑里的音乐能力和对音乐的兴趣依然存在。

利用患者的长期记忆，但避免测试记忆力

许多失智症患者对过去事物的记忆会不同程度地保留，这些记忆是最后消失的。您可以用旧日记、回忆录、报纸剪辑或信件去营造怀旧的氛围。听患者最喜欢的音乐或过去的广播节目、观看家庭幻灯片、翻阅家庭影集，也可以激发患者去讨论他/她最喜爱的"旧"的记忆。要去回忆那些美好的记忆和生活成就。

重要提示： 不要把怀旧变成一种测试：问患者"这个人是谁？您不记得她的名字吗？她曾为爸爸工作。"或者"这张照片是您去非洲旅行时拍的，还记得吗？您当然去过那儿。您是和您姐姐一起去的。"这些问题会给失智症患者带来压力，让他/她感觉焦虑和紧张，从而

回避这个活动。不要测试患者；等待并观察患者能回忆起哪些内容，然后简单介绍一下照片。

考虑您自身的兴趣

作为照护者，您也要想想那些能给自己带来快乐的活动。患者越需要您陪他/她活动，您就越要确定这些活动是否能给双方都带来乐趣。

按步骤进行活动

失智症患者能够按照分步骤的方式做一些事情。如果您和您母亲一起烘焙，不要说："好，现在我们做曲奇吧，然后拿去烤。"而要说："好的，我们先要给曲奇做个形状，再放到烤箱烤……拿一块拳头大小的面团，放在面板上。撒一些面粉，这样就不会粘面板……给您擀面杖……现在您像我这样用擀面杖把面团擀平。我来帮您……很好，现在选一个您想用的模子。爸爸喜欢星星形状的。您能挑出那个模子吗？"

如有需要复述指令

患者可能会忘记部分或所有您说的话，因此您需要给予指导，让他/她能继续做这个活动。如果需要进行重复，请保持耐心。

时间很重要

给患者足够的时间去完成活动的每一步。如果您注意到患者感到沮丧或疲倦，暂时休息一下。

准备好辅助

中度重度失智症患者在做许多简单事情或休闲活动时也会需要辅助。到了某个阶段，这些活动可能得由您动手做，而患者在旁观看。希望他/她在观看时也能感到快乐。

始终关注患者

无论蛋糕做得多难看，剪贴簿剪得多乱，也无论这其中有多少步骤是您帮着完成的，一定要表扬患者，要说："谢谢您的帮忙。"关注点在患者，而不在活动。

别担心重复患者最喜欢的活动

一遍遍地重复做一件事，可能会使您感到厌倦，但请记住这些活动可能是失智症患者快乐的源泉，能让患者体会到控制力和满足感。

让朋友和家人参与进来

喜欢手工的某位邻居可能愿意每周来陪患者一个小时，一起制作简单的拼贴画或玩具屋。孙子们也应该会很积极地参与进来，做工艺品或简单的拼图。即使失智症患者已经无法一起做手工，但他/她只是坐在桌旁观看也能感到快乐。

作业治疗师能帮助评估患者目前的能力水平，然后给出适合患者需求的活动建议。治疗师也能推荐一些有创意的活动或社区内为失智症患者开发的其他休闲活动。

中度失智症患者仍可以进行的休闲活动如下，有些可以独立完成，有些需要辅助

这些休闲活动包括：

- 散步
- 做简单的手工制品，如穿珠子或涂颜色
- 品茶
- 玩简单的棋盘或纸牌游戏（修改游戏规则以适应患者能力，或放弃本来的规则并自己制定规则）
- 接球和投球
- 修指甲或修脚
- 与家人一起去超市，帮忙把要买的东西放进购物车
- 擦干净洗过的盘子
- 除尘或扫地
- 擦皮鞋
- 给花园除草、播种子或种球茎（蔬菜）、扫叶子
- 分拣硬币或纽扣
- 擦银器
- 布置餐桌
- 叠衣服
- 给植物浇水
- 听音乐（个性化的音乐选择更好）
- 随音乐跳舞或移动
- 看老照片
- 从杂志上剪图片
- 把照片放进相册或制作剪贴簿或影集
- 观看家庭录像，回忆过去
- 烹饪、烘焙、帮忙切菜或搅拌食物、把黄油放进锅里、揉面团

灵性修养

索尼娅（Sonia）年轻时住在波兰，是个很有天赋的大提琴手，曾在交响乐团演奏。随丈夫和女儿移居加拿大后，她热爱音乐初心不改。如今，Sonia已经90岁高龄了，她患有由帕金森病导致的重度失智症，住在一个专业的养老机构接受照护。"看到她因为疾病失去了这么多能力，作为她的子女辈和孙子辈，我们都很难过，"她大女儿玛莎（Marsha）说："但我们还是幸运的，因为妈妈对音乐仍然有反应。我们播放她最喜欢的唱片时，她整个人会都开心起来，甚至还能跳一点儿舞，如果是抒情的老歌，她还能跟着唱。母亲不再认识孙子们，但他们来看她并为她唱歌时，妈妈会微笑。音乐能让过去的她和我们深爱的母亲联系起来。"

世界卫生组织将健康定义为"身体、社交和心理都良好的状态，而不仅仅是没有疾病和虚弱。"许多人认为心理健康包括精神健康。

灵性是人性的一个方面，它不同于，且不应与宗教混淆。灵性与宗教并不对立，如果有宗教信仰，灵性会与之相关。

"灵性"指什么

灵性的概念让我们明白人不仅仅是一个需要外部照护的身体躯壳。当我们谈到个人精神需求时是指人的总体需求。人的灵性包括以下方面：

- 每个人如何找到生命的意义
- 如何找到生活的目的和满足感
- 对希望的需求以及对自信和信任的需求
- 与超越自我的某种力量的关系

不论是否与信仰上帝或是更高级力量、自然规律或理性思维的建立相关，一个人的精神信仰可以成为他/她在困难时期的力量来源，对于身患疾病和深爱着他们的人来说都是这个道理。有时，在面对严重的疾病或死亡时，人的信仰会有很大改变。笃信宗教的人可能会不再相信更高级的力量，这时就会产生无神论者或不可知论者。

应对因失智症导致的失去

失智症类疾病的一个关键词是失去，无论是患者本人还是关心他的人都是如此。

失智症患者经历的失去

随着失智症病情发展，患者会失去控制、失去曾经熟悉的人和地方、也失去自尊和自我。既有对患失智症前的那个人的怀念，又要接受新的自我，即 "现在" 这个人是谁。

随着失智症的加重，患者会越来越多的失去独立性，不得不依赖他人的帮助来如厕、吃饭、穿衣，这些事都强化了脆弱的感觉。因为患者可能忘记了这些问题是如何得到解决的，所以他/她会一遍遍地重复经历每一个失去，这会让患者感到错乱、不安或愤怒。的确，过去经历的失去对他们来说就像现在发生的一样真实。这种情况下很难抱有希望，因此患者可能会经历某种心灵危机。

但是，许多患者因为失智症导致记忆、理解和表达等认知能力受损后，灵性仍能维持很长一段时间。一个人自我的感觉不是必须依赖这些认知功能的。事实上，即使是晚期失智症患者也仍能够对抚摸、音乐、香气、味道和照片等刺激有反应。

这些自我存在的表现会让人吃惊或出人意料。例如患者可能会牢牢记得某些对他/她有意义的人、物和/或事件，而您可能不能立刻想到相关的意义。患者可能有片刻的清醒，通过语言表达能看出来，也能见于行为或表情，您能从患者脸上看到曾经熟悉的表情或眼神，也能看到他/她有目的的行走，或做出个人惯有的动作和手势。这种自发的行为表明内在自我在某种程度上依然存在。换句话说，患失智症前的那个人依然存在着。

家人和朋友所经历的失去

由失智症引起的生活变化常常会使您感到悲伤、困惑甚至愤怒。每一天您都会感到越来越多地失去非常熟悉的丈夫、妻子、伴侣、父母、兄弟、姐妹、叔叔、阿姨、爷爷、奶奶或是朋友。照护者会说： "她不再是以前的她了，" 或者 "他已经不是我嫁给的那个人了。" 或者： "得了这个病之后，那个我曾熟悉的奶奶已经不在了。"

您也会对这个事实感到悲伤：不再能与患者分享共同的记忆和经历，因为患者不再能回忆起即使是最有意义的事件、人物或地点。最后，您会感到沮丧，因为您不再能与患者 "用老方式" 进行沟通，也无法表达您因为现在的情况有多难过。

如果是您照护失智症患者，无论他是您深爱的人还是关系不太密切的人，最好是思考一下专家所说的"人格"。人格包括完整、平和、快乐、满足、自我价值、自尊、社会联系和灵性等感觉。对于失智症患者而言，人格是患者能感觉到在家庭、社会和外部世界依然有他的位置。

精神是希望的来源

希望是精神的重要组成部分，也是人类生活的本质，尤其是在面对疾病带来失去的时候。希望是与关心别人、获得最好的健康、具有积极的情绪、对未来有预期、在某个地方感受特别的时刻等密切相关的。

对失智症患者而言，希望体现得更加直接。患者期待吃到合胃口的饭菜、希望在接下来的一小时内有片刻的舒适和内心的平静。努力满足患者的精神需求即是在帮助患者实现每一个时段的希望。

精神支持和咨询

失智症患者可能相信某种宗教，这种信仰可以满足他/她的心灵需求。想办法延续患者这些习惯或传统，能帮助其建立或维持与过去的重要联系。拉比（犹太教经师）、牧师或经验丰富的精神咨询师能帮助人们处理围绕失智症的一些困难问题，如悲恸、负罪感、抱怨或愤怒等。他们能帮助个人和家庭得到宽恕或和解。最后，精神咨询师能帮助解决关于治疗决策和临终关怀等重要的伦理问题。

当然，不是所有的精神支持均来自专业人士。与他人的关系也是精神健康的重要部分。失智症患者需要他人亲密地相伴相处。朋友、家人、志愿者、专业医护人员和受聘的照护者，都能以不同的方式来满足这个需求。

您能做些什么来支持心灵健康？

倾听和沟通

安排足够的沟通时间，倾听患者要说什么。少关注话语，多关注患者的手势、面部表情、肢体语言和情感反应等。努力去理解这些意味着什么和要传达什么样的情绪。（见**沟通**）

有时，重复患者所说的话能够帮助患者理清话语背后的情感。您的话表明您已经听到患者说的话，并且会给予关心。

注意您自己的情感

在放松的氛围和环境下，以及患者身边的人没有压力或焦虑的情况下，失智症患者会更易于表达希望、信任、害怕和惊奇的情感。

关注曾经有意义的事情

我们倾向于把记忆定义为对事实和事件的回忆。但记忆同时也包含了我们自己的观点、情感、友谊、爱憎、愿望和抱负。如果患者能重温曾经开心的时刻或回忆起曾令他快乐的地方，表明患者的记忆功能还没有完全丧失。

给传统和仪式留出空间

仪式会给生活带来节奏和希望。庆祝某个事件时，可以触发对过去的记忆。早年学到的传统会被记住，因为它们植根于患者的长期记忆中。

仪式可以是世俗方面的，例如生日或者周年纪念日。很多仪式有宗教或文化属性，如特殊的假日和宗教节日。您可以鼓励患者参加这些假日和家庭庆祝活动，滋润患者的心灵。患者可能想要积极参与，或觉得在旁观看和与他人在一起会更容易接受。如果大型聚会引起患者焦虑，则要避免让患者参加。

象征物可以用来提升灵性和刺激记忆。宗教书籍和文章、去教堂或祈祷室都是有意义的象征物。祈祷能够帮助患者在余下的生命旅程中找到能量和希望。如果失智症加重，患者可能不能再阅读和背诵了，但是哼唱熟悉的教堂音乐的能力可能还会保留。

利用所有感觉去追忆

鼓励用家庭相册、过去的杂志和报纸文章来回忆和分享。一些为节日或庆祝活动准备的特殊食物，具有熟悉的味道和香味，能够激发出温暖而安全的感觉以及有意义的记忆。音乐是另一种能够引发患者回忆一生中愉悦、快乐的活动和体验的途径。看着心爱宠物的照片、抱着填充型动物玩具或在进行宠物疗法时轻轻抚摸小狗，都能帮助患者回忆起快乐的时光。不要低估抚摸的力量。一个拥抱或一个安慰的轻抚，比语言更能够传递亲密、爱、温暖和安全感。

尽可能一起欢笑

如果患者一直以来都很幽默爱笑，这些性格在他/她患上失智症后依然能较为完整的保留。患者也许还能通过微笑或轻声地笑来表现出自己的个性，如果您朝患者微笑，患者也可能会有相应的反应。

药物

沃尔特（Walter）在两年前，也就是69岁时被诊断患有阿尔茨海默病，从那以后他便开始口服药物安理申（Aricept）治疗，这种药物能够延缓记忆衰退的速度。在开始服药的18个月里他一切正常，但后来他的妻子朗达（Rhonda）注意到丈夫变得更加焦虑和容易悲伤。"我不知道这是不是意味着药已经失去作用，"她说："女儿觉得他可能有抑郁的情况，但他看起来又不像特别难过。我不确定他怎么了。"

时至今日，失智症没有治愈的办法，但是有一些药物可以延缓病情加重，改善抑郁、不安、幻觉和妄想等症状。新研发的失智症类药物也能起到短暂改善记忆等认知功能的作用。

作为照护者，您需要面对许多有关失智症类药物的问题。例如，虽然正确的处方药能够改善记忆并帮助控制行为症状，但是了解药物潜在的副作用和风险也很重要。许多药物临床研究中心正在进行新药试验，试图帮助或治愈患者。

请记住以下几件事情

找专家帮忙

这意味着需要找一位信任的医生和药剂师。他们是了解症状病程、能为患者选择最好药物的专家，而在照护方面您是专家，您能够观察和描述患者的情绪和行为改变。

观察患者，汇报任何行为变化或总体健康变化

这些变化可能与换药或剂量改变有关。要注意某些药物可能加重患者的错乱，应该避免使用。

不要自行调整药物

除非有家庭医生的指导，否则您不能私自增加或减少药物剂量。用药过量会十分危险。突然停药也很危险。

让医生和药剂师了解患者服用的其他药物

包括非处方药或OTC类药品、维生素或植物类药品。这些药物可能与治疗失智症的药物有负性的相互作用，可能降低失智症药物的疗效或引起潜在伤害性的副作用。

阅读并遵守药剂师的指导

处方药通常附有使用说明，其中写明了用法用量（是否与食物同服、一天几次）和储存方法。使用前请阅读这些信息并保存好说明书。

谁能够帮助您

找一位合适的医生

找一位能与您流畅沟通、让您感到舒服的医生，这位医生要在治疗失智症方面有丰富的经验。经常进行失智症诊断的医疗专家包括老年病医生、神经内科医生和精神科医生。家庭医生会把患者转介到能诊断和治疗失智症的专业医疗诊所和医生那里。

认识药剂师

寻找一个平易近人并给您提供药物信息的药剂师。许多药剂师现在都会提供预先分装好的"吸塑包装"药物，以保证患者在正确时间服用正确的药物和剂量。

失智症治疗药物的使用指导

以下是一些常常伴随失智症产生的问题，可能可以通过药物进行治疗：

抑郁

抑郁常见于失智症早期，可以通过药物治疗和心理咨询得到有效改善。抑郁的一些常见表现包括心情低落、兴趣和食欲降低、睡眠不佳和精力不足。如果患者有这些症状，进行恰当的医疗检查就非常关键了。

目前治疗失智症患者抑郁最好的药物是"五羟色胺再摄取抑制剂"或者缩写成SSRI。这一类药物中最常用的是氟西汀（市面上称为百忧解）。其他常见的SSRI药物还包括草酸艾司西酞普兰（来士普）、西酞普兰（喜普妙）和舍曲林（左洛复）等。

尽管SSRI类抗抑郁药物非常安全，但与其他常用药物合用时也可能会发生药物反应，尽管这种情况很少发生，但发生时也会比较危险。这些常用药物包括非处方类的抗组胺药物或止痛片。如果医生开了SSRI类药物治疗抑郁，一定要去咨询药剂师或医生药物间相互作用的问题。

其他类型的抗抑郁药物也可能用来治疗失智症引起的抑郁，这些药物包括文拉法辛（怡乐思）、安非拉酮和米氮平（瑞美隆），与前面提到的SSRI类药物的作用不同，但也可能会有效。

老一代的抗抑郁药物被称为"三环类药物"，如阿米替林，一般应该避免给失智症患者或普通老年人服用，因为这些药物会加重患者的混乱，导致记忆困难并增加摔倒的风险。然而，在其他抗抑郁药物无效时，有时也会使用这类药物。

焦虑、不安和怀疑/偏执

失智症患者经常出现焦虑和不安，这可能是由某些类型失智症导致的神经病变所引起的，也可能与躯体问题有关，例如：无法诉说自己的疼痛、感觉饥饿或口渴，或者仅仅是简单的问题如便秘。为了让患者安静下来而给他/她使用抗焦虑药物前，应该仔细排除这些可能的原因。

如果患者大多数时间看起来都很焦虑，用其他活动分散注意力或者用语言安慰也不能使他/她镇定下来时，医生给患者使用抗焦虑药物就应该是合适的。

短效药物如劳拉西泮（Ativan）有效，选择它比选择长效药物地西泮（安定）好。但是这类药物应该少量并短期使用，因为这类药物有让人犯困、混乱、增加跌倒风险等副作用。

家庭医生能帮您权衡药物的益处和风险。

如果患者的不安很严重，可能会对患者和/或他人的安全造成危险。在这种情况下，有必要给患者使用抗精神病药物（这些药物通常被称为"强安定剂"）。

抗精神病药物对产生幻觉或没有原因地极度怀疑他人或事情的情况特别有效。研究显示抗精神病药还能适度地控制严重的不安。重要的是要了解这类药的药性很强，应严格按照处方服用。

老一代抗精神病药物在长期服用后通常会产生颤抖或躯体僵硬等副作用。新一代抗精神病药物利培酮、奥氮平（再普乐）和喹硫平因为副作用较小，现在经常用来治疗失智症患者焦虑不安的情况。有报道称这些药物可轻度增加失智症患者死亡率和卒中的发生，但是提高患者生活质量的益处还是比已知的风险要多。

一些情况下，失智症患者在较长一段时间内用药物治疗焦虑或不安后，可能会出现"迟发型运动障碍"这一副作用，产生的症状包括嘴或手的不自主运动，在停药后这个副作用可能还会持续存在。为了防止这种副作用的出现，抗焦虑药物口服一段时间后需停药，观察是否还需要。幸运的是，这个问题在新型抗精神病药物中很少发生。

记忆丧失

目前已经有许多"促智类药物"被开发出来，能较有效地治疗失智症相关的记忆和认知问题。目前使用的药物包括多奈哌齐（安理申）、卡巴拉汀（艾斯能）和加兰他敏，均有片剂。艾斯能还有透皮给药的贴剂。

对于中度重度失智症患者，尤其是阿尔茨海默病患者，一种叫做美金刚（Memantine）的新药，可以与其他药物一起，或给不能耐受其他促智药的患者服用。

这些药的疗效如何？研究显示这些药物可暂时性改善患者的记忆力和注意力。患者在疾病早期就开始服药的话获益会更多些。因此，尽管这些药物不能治愈疾病，但是可以改善患者和照护者的生活质量。

其他药物

许多健康和患病的人都愿意尝试替代疗法，希望一些非处方产品能够预防疾病或改善症状。

在失智症治疗和预防领域，维生素E、雌激素和草药、银杏叶制剂都声称有这方面作用。一些人相信规律地口服阿司匹林片可以减少卒中的发生，从而也能阻止血管性失智症加重。然而，这一领域目前尚缺乏可靠有效的研究证据。

您要认识到会有虚假宣传，尤其在互联网上，同时要知道大剂量维生素和草药与处方药合用是有风险的。在为自己或家人购买这一类产品之前，要咨询药剂师或经验丰富的医生。

规整信息，及时更新

确保医生和药剂师了解患者完整的病历和用药史。只要有信息改变就要及时更新。列出药物、剂量和副作用的清单，便于与新医生和药剂师共享。放一份复印件在患者家里；另一份您自己随时带着。

随时了解失智症类药物情况

找一个值得信任的网站，浏览失智症治疗药物的最新消息。经常咨询您的医生或药剂师，看是否有患者可用的新药。

利用社区资源

家庭上门护士能够帮助管理早期失智症患者用药。可以请家庭医生推荐。

看医生时要带上所有药物

医生和其他专业医疗人员会想看一看患者正在服用的药物。要带着药物原始包装或吸塑包装去看医生。

安全用药

检查两次处方

当患者开始服用新的药物时，即使是与失智症治疗无关的药物，也要记得核查两次推荐剂量和用药说明。如果您有任何不确定，请打电话给药剂师。

按照处方的顺序给药

大多数处方药都会附有详细的使用说明，介绍剂量、最佳服药方法（即服药次数、何时服药以及是否与食物同服等）、可能产生的副作用、药物之间和药物与食物间的相互作用。仔细阅读说明，并把它放在随手可以拿到的地方，便于需要时再次查看。不要认为药物的服用方法都是相同的。

如果可能，让医生少开些药

患者每天服用的药片越少，就越容易记清楚。看医生能不能开某些一天只需服用一次的药物。

有变化时要注意

当患者开始服用新药、服用剂量有增减或停服药物时是很重要的阶段。要特别小心副作用，特别是不寻常的嗜睡、头晕或行为改变等。这些副作用可能很短暂，但也要向医生报告。注意患者情绪和记忆力的变化，这些细节能够提示药物是否有效。有些药物能立刻起效，而有些药物需要一段时间才能看到效果。可以向药剂师咨询药物起效的时间。

换药前一定要咨询

如果您觉得某种药不见效，或引起了不良反应，要向家庭医生报告。**重要提示：**没有医生或药剂师的允许，不要停药、重新服药或者换药。

正确和安全地储存药物

根据药品说明书储存药物（有些药物需要冷藏或置于阴凉处）。要把处方药和非处方药都放在一个患者不容易接近的地方。扔掉那些不再使用或过期的药物和非处方药。最好的办法是把这些药放进原始包装里带给药剂师处理。扔到垃圾箱或放厕所马桶里冲走可能会污染环境。

服药日记

许多药店现在免费给患者提供服药日记。日记里分几部分：什么药物、何时用药和多少剂量。在日记里留出空白，便于记录备注、评价和副作用。确保所有新来的照护者或参与护理的专业医疗人员都了解患者的用药清单和用药时间。不要认为他们已经从患者本人或其家庭医生那里得到了这些信息。

形成用药常规

塑料药物包装，称为单剂药盒或吸塑包装（多数药店会提供），以及服药日记都有助于确保患者规律、正确地用药，并在规定的时间内服药。

定期检查服药剂量

尽管失智症早期患者能够自己服药，但您仍需注意。检查患者用药情况的一个方法是数药片量，检查药盒里一周的药。不要指望患者能一直自己服药，最终还是需要照护者每日给患者服药，并观察患者服药后的反应。

利用药店服务

如果患者到了不能自己吃药的阶段，询问药店是否可以把药物做成吸塑包装。这可以帮助避免混乱，减轻家人或其他照护者的压力。

紧急情况有所准备

为了应对意外药物过量或无法预料的严重药物副作用，要在家里的电话旁备好重要的应急联系方式，包括急救电话、本地中毒控制中心、家庭医生、配药药剂师和家庭联系人的电话号码。检查这个清单，也要确保您知道其他照护者怎样保管这个清单。

吞咽药片困难时怎么办

随着患者失智症加重，您可能需要全权负责患者服药。如果患者吞咽药物有困难，您需要尝试其他方法给药。一些药有液态剂（咨询您的药剂师），更便于吞咽。您也可以把药片研碎后放在一勺果酱或苹果酱里。

注意： 药剂师会提醒您哪些特定的药物不可研碎服用。

管理难以应对的行为

朱恩（Jun）在68岁时被诊断为血管性失智症。在随后的几年里，他满足于呆在家里观看他最喜欢的体育节目，并帮助妻子莉安（Lien）整理花园。 "但现在Jun很容易不开心，" Lien说："他打开电视，没一会儿就又站起来，过来找我。当我告诉他我正在忙时，他就会很生气。" Jun还觉得有坏人在监视我们的房子，会在窗前坐上好几个小时，观察街上的活动。"有一次他跑出去，朝着我邻居的水暖工喊叫，" Lien接着说到，"我会告诉他一切都正常，但他不相信我。我不知道该怎么办了。"

在疾病的进程中，大多数、甚至多达90%的失智症患者，会表现出一个或多个难以应对的行为。这些行为包括不安、偏执、幻觉、身体和言语攻击、重复动作、反复询问、游荡，以及丧失对语言、身体和性欲的克制。

这些行为难以控制，还会给家庭照护者带来极度苦恼。事实上，这些行为也是患者最后被送到专业照护机构的最常见原因之一。

您需要理解并接受的是，这些行为问题是患者疾病症状的一部分。通过了解这些行为问题的诱因以及仔细观察患者每天的健康状况，可能有助于在一定程度上控制和管理这些困难的行为。您需要了解以下几点：

理解到底发生了什么

与失智症相关的大脑持续退化是导致这些行为的重要原因。对于照护者来说，重要的是要记住失智症患者不是有意要这样做，他/她一定程度上已经失去了控制能力，只是在病变影响下能力和感知力有所变化，只能做出某些反应。这就是为什么只是告诉患者不要再这样做是没什么用的。

健康问题触发因素

伴随年龄增长，除了失智症之外，老人也可能患上其他"共同存在"的一些健康问题，如心脏病、糖尿病和关节炎。这些慢性健康问题可导致疼痛、呼吸困难和其他令人难受的症状。请警惕一些表现，这些表现可能是躯体疼痛的信号或尚未诊断的健康问题。即使是一些小问题如泌尿系感染或普通感冒，也能够引起不安，因为失智症患者可能无法清楚地表达自己的不适。感染可诱发错乱，甚至引起老年人谵妄。

与家庭医生商量，看每年给患者注射疫苗是否合适，疫苗可以降低感冒和某些肺炎发生的风险。

环境触发因素

经常有一些我们甚至不会注意的事情，也会引起失智症患者混乱，这种混乱能够导致各种难以应对的行为。例如，移动家具或在患者周围环境添加新物品，仅在墙上加了一面新镜子，也可能引起患者焦虑。

保持规律的日常生活。尽可能避免对患者日常生活进行大的改变。观察并思考患者在人群中和家庭聚会中的状态，有时这类场合对失智症患者而言是较大的负担。您可选择多安排一些做客和探望，但访客每次限制在一到两人。

活动触发因素

当人患了失智症，大脑功能的变化会改变患者的技能和能力。以前爱看电视的人，现在可能觉得看电视让自己很混乱和伤心。曾经爱看报纸的患者，现在却发现自己很难看进去了。这些改变可能会带来挫折感进而引起愤怒、坐立不安，有时甚至会引起攻击行为。找出患者现在依然能够做的事，然后围绕这些还保留的技能来安排日常活动，这是很重要的（见**休闲活动**）。

应对困难行为的一些方法

停下来，观察和倾听

退一步来观察患者状态，而不是不自觉地对患者的行为作出反应。

努力识别这些行为及可能的触发因素

在这些行为发生前患者正在做什么？这些行为的产生与新的活动或对患者新的要求有关吗？努力发现引发挫折感的任何可能原因。请记住，这些原因可能不是什么大事，小到看起来微不足道的事件也能够影响失智症患者。您可能会注意到一天中的不同时间对患者都会有影响。是否可能存在一些未引起注意的健康问题？

随着患者失智症的发展，曾经熟悉的活动也可能是引发混乱和挫折感的原因。如果这些行为持续存在，应报告给患者的医生。

不同的应对方法

除了努力消除潜在的触发因素外，试着用不同方法应对这些行为。如果您发现某个方法管用，那就继续使用。比如患者最喜欢的音乐或一杯热饮能够让他安静或分散注意力，那就给他/她提供这些。尝试把患者带到另一个房间。如果某种方法不管用或不再管用时，寻找新的方法。

要理解这些难以应对的行为是由疾病引起的

尽管有些困难，仍要努力记住被照护的患者不是有意为难您。他/她只是被严重的疾病控制了。例如，患者会不停地问什么时候吃饭，可能仅仅是因为患者忘记了自己几分钟前所说过的话而已。

如果是睡眠问题引起的不安，了解可能导致不安的触发因素很重要，如睡眠条件差（即睡觉时间不规律、声音太吵或光线太强、卧室太热或太冷）和有未治疗的痛症等（见**睡眠问题及改善**）。

日落现象

日落现象是失智症患者中很常见的一种现象，即傍晚或晚上患者会变得混乱、躁动不安，会来回走动和游荡。这一行为与特定时间有关，处理起来有一定困难。散步、听音乐或一些有助于分散注意力的活动有时会有用。有时则需要药物治疗。

不要独自应对

这些困难行为比较难以承受。不要觉得您无事不能，要去寻求别人的帮助。对您来说特别具有挑战的事情，也许对其他照护者来说不那么沮丧和困难。实际上不同的人会有不同的反应，例如，比起其他家人的帮助，由心爱的长孙提供的帮助可能对患者来说更容易接受。

保持冷静，灵活变通

当您感觉自己开始变得生气或沮丧时，先退后一步。休息一会儿更好。不要生气。以消极的态度做出的即刻反应会使情况变得更糟，因为患者会感受到您的紧张和压力。失智症患者经常能够感受到消极的非语言沟通。当您冷静下来，就会更好地去处理困难行为。

管理自身期望值

您是否要求患者做的事情太多、太频繁？简化活动如穿衣和梳妆等。您母亲的衣服每天都要完美搭配，这很重要吗？虽然要鼓励独立性，但是现实一点也很重要。随着失智症的发展，患者会需要越来越多的帮助。

寻求平衡

如何让失智症患者尽量多做事情但又不会产生挫折感，这点很重要。找到一个平衡点，让患者积极活动但又不会有过多负担。让患者短途步行到门口的报箱，之后再回到卧室"躺下"。使用逐步增加活动的方法，观察患者最多能做多少。不去要求患者必须完成穿衣或摆餐桌这样一套的任务时，往往会更好。要制订与患者目前情绪相匹配的活动计划。例如，如果患者看起来不能安静，就可以带患者出去走一走。如果患者目前情绪松弛或有睡意，就提议小憩一会儿或听听喜欢的音乐。

制定规律的日常活动，要有弹性

您会逐渐知道一天中什么时间患者状态最好，此时患者最不焦虑和混乱。例如，如果患者在早晨头脑清醒、能够配合，就在早晨安排洗澡和梳洗，而不在睡前安排。规律的活动也能帮助患者了解自己下一步该做什么，这样有助于预防或减少困难行为的发生。尽量用大的日历或钟表来帮助患者掌握日期和时间。

改变或开始新的活动之前要提醒患者

改变对失智症患者来说是很难的。在要做新的事情之前，要提醒患者："吃完晚饭后，我们出去散散步。"这样有助于预防或减少由错乱和焦虑导致的困难行为。

计划能成行的郊游和活动

如果患者休息好，健康状态也好，事情就会相对容易。确保患者身体舒服，不要太热或太冷、不饿不渴，并刚用过洗手间。保持衣服宽松，鞋子合脚且舒适。如果患者有大小便失禁情况，确保给他/她带好尿垫。如果打算出去1小时以上，为患者准备好备用衣物和尿垫或内裤。

避免争吵和纠结于患者的错觉

与有错觉或幻觉的患者一起生活，对于照护者来说特别困难。您可以听患者说些什么，但是不要浪费时间和精力去纠正患者。在这种情况下，不要把您的紧张或焦虑的感觉表现出来。用新的活动或其他事情分散患者注意力。

照顾好您自己

请记得休息一下。可以让家人和朋友临时照看患者、花钱请一位护工来接替一下，或者安排暂托服务（喘息服务），该服务包括为依然在家生活的失智症患者安排的日托项目。当您休息调整好后，会感觉照护患者变得容易一些（见**自我关怀**）。

睡眠问题及改善

马克斯（Max）是一个73岁的退休鳏夫，跟妹妹安娜（Anna）生活在一起。2年前Max被诊断患有阿尔茨海默病。"在过去的几个月里，他开始整夜不睡，"Anna说："他要么在熄灯的屋里到处走动、打碎东西，要么就是穿上衣服要出门"。她说，"我觉得他以为是上班时间要到了。"当Anna告诉哥哥现在是深夜，他应该睡觉时，他就会很烦躁，但她很难使他平静下来。Anna说："第二天他就会很累，总在睡觉。我也特别累，不知道该如何是好。我没法逼他晚上睡觉。"

由于各种原因，睡眠问题会随着年龄的增长而增加；对由阿尔茨海默病和其他疾病引起失智症的患者来说，睡眠障碍较为常见。一些调查显示，大约25%～35%的阿尔茨海默病患者的睡眠/睡醒模式异常。

睡眠问题对家人和其他照护者来说是个大问题。睡眠模式障碍不仅对失智症患者的认知功能和身体健康有负面影响，也会引发照护者痛苦和抑郁。事实上，睡眠问题也是家人把中度重度失智症患者送到护理院等照护机构的常见原因之一。

浅谈正常睡眠

睡眠是一种复杂的现象，其根源在于大脑的功能。科学家们已经了解到许多因素——激素、身体和环境等——能够控制睡眠模式。他们也已经发现了阿尔茨海默病和帕金森病等大脑退行性疾病为何会干扰正常睡眠的关键过程，以及是如何干扰的。

阿尔茨海默病与睡眠

在阿尔茨海默病引起的失智症中，患者的睡眠/睡醒周期异常甚至颠倒很常见。睡眠模式异常一般在病程的中晚期更为常见，也有患者在早期就出现这种情况。

当患者不能入睡或不能维持睡眠时，就会出现问题，患者夜间身体活动变得活跃。因为不能躺着不动，所以他/她会开始在屋内或公寓内游荡、说话或大喊。还有些患者则会做一些栩栩如生的噩梦，这些会打扰伴侣或其他照护者的睡眠。

有些阿尔茨海默病患者会产生被专家称为"日落现象"的睡眠模式。患者一夜不眠后非常疲劳，第二天犯困，需要长时间或多次的小睡。黄昏或傍晚时，患者变得更加不安和混乱。在极端情况下，患者可能会完全颠覆白天清醒-夜晚睡眠的模式，而且难以纠正。

帕金森病与睡眠

由帕金森病引起失智症的患者会有不太一样的睡眠障碍。这些患者可能会有肌肉强直、颤抖和痛性肌肉痉挛的症状，这些症状会使患者很难入睡并维持睡眠，或很难进入深度恢复性睡眠。

获得正确诊断

有睡眠障碍的人应该进行全面的医疗检查，找出导致睡眠障碍的、可治疗的疾病原因，包括：

- 抑郁（入睡困难或早醒都是抑郁的常见症状）
- 阻塞性睡眠呼吸暂停（睡眠时呼吸模式异常导致患者经常醒来，阻碍深度睡眠和完整睡眠）
- 慢性疾病所致的疼痛，如关节炎
- 改变睡眠周期的药物

干扰正常睡眠的药物

出现攻击行为或极端焦虑等负性症状的失智症患者，经常服用药物来控制这些症状。这类药物也会用于改善患者记忆以及延缓失智症疾病的发展。

然而，这些药物可能会影响正常的睡眠模式。例如多奈哌齐（安理申）可在夜间产生刺激，有报道称其可能会引起多梦和梦魇等情况。一些研究发现，非典型性抗精神病药物如奥氮平和利培酮可能会导致白天疲劳和嗜睡。

一些用来缓解帕金森病症状的药物，如左旋多巴-卡比多巴（帕金宁）和溴隐亭会使患者白天嗜睡、夜间清醒，还会导致有些患者错乱和幻觉（即听到、看到、闻到甚至尝到一些并非真实存在的东西）的症状加重。

失智症相关睡眠障碍的治疗

治疗的目标可能随着失智症的发展而改变。在失智症早期，通过改变特定行为和注意患者的睡眠环境，鼓励患者保持正常的睡眠–睡醒周期是可以恢复正常睡眠的。例如，把床边的发光电子时钟调暗或遮盖住，因为光亮可导致患者醒来。如果患者盯着时间、担心自己睡不着，考虑把床边的时钟移开或移走。

随着失智症加重，如果睡眠问题变得越来越严重，则有必要选择其他方式应对。照护者有必要要了解所有可用的方法，而且也要了解每种方法的好处与风险。

睡眠障碍的非药物疗法

尽管有时推荐使用镇静剂和安眠药等药物治疗睡眠障碍，但首先应该尝试非药物疗法。因为有些睡眠辅助药物可能会引起潜在的严重副作用（例如，错乱加重、无力、可能导致跌倒的头晕等）。以下是一些值得尝试的非药物治疗策略：

白天

- 规律起床，按时吃早餐。
- 设法让患者在早晨的阳光下晒1～2小时。
- 鼓励患者白天进行规律的身体活动。
- 不鼓励患者白天小睡，尤其下午的中、后段时间。如果患者实在需要小睡，时间要短。让患者在沙发或躺椅上小睡，不要在床上睡。

- 避免让患者饮酒、喝咖啡和接触尼古丁，尤其在傍晚时分。

晚上

- 睡觉前4个小时不要进行锻炼活动，这会让患者兴奋，妨碍患者逐渐放松和准备入睡。
- 少量零食可能有助于睡眠，但是不鼓励患者大量进食。
- 设定规律的睡觉时间。每晚用相同的方式做同样的事情：刷牙、如厕、听舒缓的音乐。
- 如果洗澡或脱衣有困难，那么早点开始做这些事情。
- 确保患者的卧室温度适于睡眠，不要太热也不要太冷。
- 打开夜灯、放好让患者有安全感的物品，如把最喜欢的毛毯放在患者可及的地方。
- 不鼓励患者小睡或睡醒后仍然躺在床上，床应该仅用于晚上睡觉。
- 洗个热水澡或睡前在温暖的毛毯上坐一个小时可能会有帮助。研究表明，如果先让醒着的患者体温暂时轻微升高，之后体温降下来时能促进睡眠。

整夜

- 患者不应在失眠时仍长时间躺在床上。
- 设法说服患者不要在失眠时看电视，听一些柔和的音乐会更好。
- 如果患者夜间醒来并感到烦躁，尽管您可能已经很累了，也请您尽量保持冷静。不要争吵或要求解释，请努力记住患者不是故意这样做的。
- 如果您发现患者在屋内游荡，温和地引导患者上床睡觉。提醒他/她现在是夜晚，是睡觉的时间。

到某个阶段，这些策略都将变得"说起来容易做起来难"。如果患者失眠和游荡越来越频繁，而且如果患者颠倒的睡眠/睡醒模式影响到您的精神和身体健康，就需要与患者的家庭医生进行讨论。

安全隐患

如果患者深夜在屋内或公寓内游荡，就可能产生安全隐患。以下是一些建议：

- 如果患者与他人同住，在床上安装感应器可能有帮助，患者一旦下床就会发出报警声。安装房间监控器也可能有帮助（与婴儿监控器相似）。**重要提示：**这些只是短期内的权宜之计，因为这会干扰照护者的睡眠从而增加他们的压力。与家庭医生或其他专业照护者讨论其他可行的解决办法。
- 确保大门装有警报装置，这样患者在深夜出门时警报会叫醒配偶或成年子女。
- 确保家里是安全的，减少意外受伤的可能性（见**安全和居家环境**）。

如果医生开了睡眠药物

一般来说，镇静剂和安定药物不能提高老年人的总体睡眠质量，无论是不是患有失智症。使用助眠药物可能增加跌倒的几率和其他风险，可能弊大于利。

如果其他帮助患者正常睡眠的方法失败了，医生会建议尝试最好的药物。治疗睡眠障碍的药物包括某些抗抑郁药和镇静催眠药物，如劳拉西泮和佐匹克隆。

镇静催眠药物可能有一些副作用，如有可能，应尽量短期使用。有证据显示退黑激素，一种自然产生的激素，可能对失智症患者的失眠和"日落现象"有帮助。与家庭医生探讨看能否将其作为治疗的一种补充。

最后，如果您决定用药物帮助患者建立正常的睡眠/睡醒模式，许多医生会建议您在建立起正常模式后停药，停药一定要按照医嘱进行。

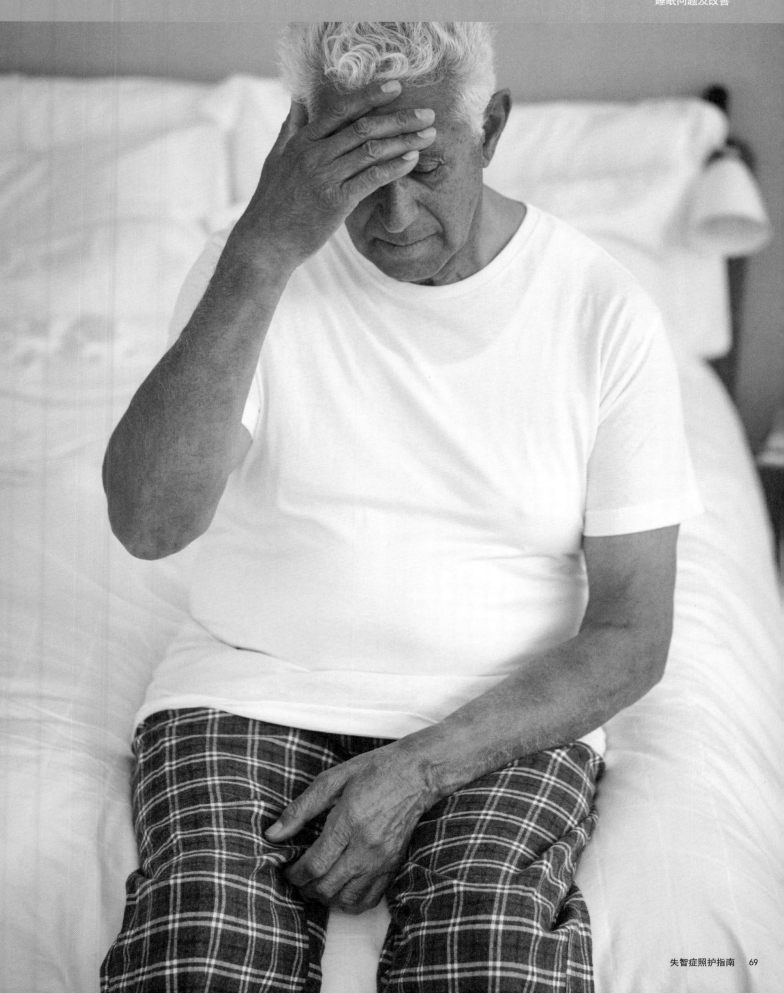

关注其他药物

许多失智症患者可能正在服用控制慢性病的药物，如高血压、心脏病、糖尿病、肺部疾病和关节炎等疾病。

这些药物中有些会引起患者失眠，如果可以，尽可能在早晨服用这些药物；还有其他一些药物具有镇静作用，会引起嗜睡。如果可以，应尽可能在傍晚或睡前服用这些药物。同样，服用这些药物都需要听从医生或药剂师指导。

光疗有效吗？

光在调节身体睡眠/睡醒周期中发挥着重要作用，也叫作"昼夜节律"。研究人员做了很多研究，看人规律地在强光下呆一段时间，尤其在冬天光照很少的世界某些地方，是否会有助于减少或防止某些类型抑郁的发生。

也有学者研究了接触光，不管是自然光还是人造光，是否会有助于防止睡眠/睡醒模式障碍，具体的做法是让人在特制的光源盒子下面坐一段时间。在可能的情况下，让患者在早晨明亮的阳光下晒几个小时是没有害处的。但目前没有明确的证据表明，人造光治疗在阻止或减少失智症患者睡眠/睡醒问题上起作用。即使如此，您也应该与家庭医生讨论这个问题。

照护者也需要睡眠

睡眠对于失智症患者非常重要，但对您也同样重要。如果您几个夜晚或多数夜晚都没有足够的睡眠，就会有问题。疲劳会剥夺您照护患者的耐心和精力，也会对您的身体和精神健康造成影响。如果情况允许，可以使用暂托（喘息）服务，例如，专为失智症患者设计的日托项目。这样您可以休息一下，用这些时间去补足所缺的觉，对您会很有帮助。

如果可能，可以聘请夜间看护，也可以让家人或朋友与您夜间轮流照护患者，直到您和家庭医生制订好一个能改变现状的计划。

安全和居家环境

尽管吉恩（Jean）从未结婚生子，但她的生活依然很充实。她曾是一名法务秘书，活跃在社区团体和当地的政坛。在89岁时，她在家摔倒，导致肋骨骨折和持续性脑损伤。尽管她身体痊愈了，但家庭医生发现，她的记忆力和行为举止发生了改变。医生认为Jean现在患有中度到重度的失智症。自从她恢复后，她的家——一个小平房——便堆满零乱的报纸、成袋的垃圾和未拆封的信件。串门的邻居注意到Jean把卧室里的阅读灯搬到了厨房，电源线是从灶台上拉过去的。她记不清在摔倒之前自己把家里的东西放在了哪里，于是现在又养成了爬上小踏凳去橱柜翻东西的习惯。邻居担心她会再次跌倒或引发火情。

失智症会影响记忆、行为、视力和听力，从而影响患者在家里和社区里随意走动的能力（其他健康问题和药物也能影响一个人理解和处理周围事物的方式）。

安全、有序、可随意活动的房间，可降低患者发生跌倒和其他伤害的风险。同样重要的是，失智症患者生活在安全的、可控的居住环境内会感觉更好，并能长时间保持生活自理。

在患病早期对患者的生活居住环境，如自己的独立屋、公寓，或亲戚和照护者家里，进行一个环境评估是很需要的。在相对熟悉的环境内有时很难发现问题所在，直到意外或其他事件发生时才会察觉。请患者的医疗服务提供人员安排居家作业治疗评估。以下是一些能让居家环境更安全的小窍门：

避免太多的改变

保持简单

如果患者仍住在家里，那么不是非常必要的情况下，避免对居住环境进行较大的改变或装修。请记住，改变要以安全为前提。

在熟悉的环境里生活

尽量不要让患者频繁更换环境。对于失智症患者来说，搬家或到新的、不同的环境旅行是很困难的。随着疾病的发展，即使让患者回到曾经熟悉的环境对他/她来说也会很困难。

保持生活规律

保持规律的日常生活。尽量避免打乱患者每天的日程安排。

避免人数众多

观察并思考患者在人群中和家庭聚会中的状态，您可选择多安排一些做客和探望，但访客每次限制在一到两人，因为这类场合对失智症患者而言是较大的负担。

如何让患者的家更安全

控制进入

- 在门上安装锁、插销和门栓，以阻止患者白天进入家里某些房间或区域，例如第二洗手间或家里设置的办公室。
- 关闭家里患者不需要进入的区域，例如关上车库门、地下室或放清洁用品的房间。

注意照明

- 安装夜灯或感应灯，以防止跌倒。如果患者夜间游荡，活动感应器也能给住在一起的照护者发出警报。
- 使用柔和灯光，因为失智症患者经常对各种阴影/影子感到困惑。使用柔和的灯光能使影子变少，从而减少患者的错乱和不安。

减少凌乱

- 移走日常生活中不需要或不使用的物品，包括家具、袋子、鞋子和家里的一些装饰。
- 划出一些空间贮存常用物品，这样它们不碍事并易于找到。衣服挂钩、鞋架和储存箱可以用来存放帽子、手套和雨伞等物品。
- 清理过道，便于患者随意走动。请您确保移走潜在的障碍物。

提供环境提示

- 收起艺术品或镜子，因为这些东西可能引起混乱。对晚期失智症患者来说，镜子会让他们特别混乱。
- 标明经常使用的门。可以放置一个标识或图片。厕所尤其关键，把厕所门框漆成明显的颜色也有助于患者识别。
- 把患者不需要进去的门进行伪装。可以把门涂成与周围墙体一样的颜色或在门上挂一幅画。锅炉间、工作间或危险设备尤其要防止患者进入，以免造成危险。

预防可以预见的意外

- 用地毯钉固定地板上的地毯以确保安全，或使用防滑垫来防止患者滑倒和绊倒。
- 清楚标识电线，并将其固定在墙上，或沿着踢脚板走线，以防绊倒患者。
- 不经常使用的电器要移开或收起来，不要让患者接触到。
- 使用安全的炉灶旋钮，或在不用炉灶时拿掉旋钮。如有需要，拔掉插头和启动装置。
- 在家里的每一层安装烟雾和一氧化碳感应器。定期清洗这些装置，检查和更换电池。
- 调低热水器温度，防止患者烫伤与烧伤。
- 在洗手间安装安全装置，如扶手、防滑垫、高度提高的马桶座、浴椅和手持式淋浴喷头。
- 给靠近水或患者偶然会触摸到的插座安装安全盖。
- 如果患者独居，还能学习一些简单的技能，可以考虑安装一个安全警报呼叫系统，患者可以用它寻求帮助。
- 药物、清洁用品、刀具、枪支和危险的工具放在能上锁的地方，或不要把它们放在家里。
请参考**安全检查单**。

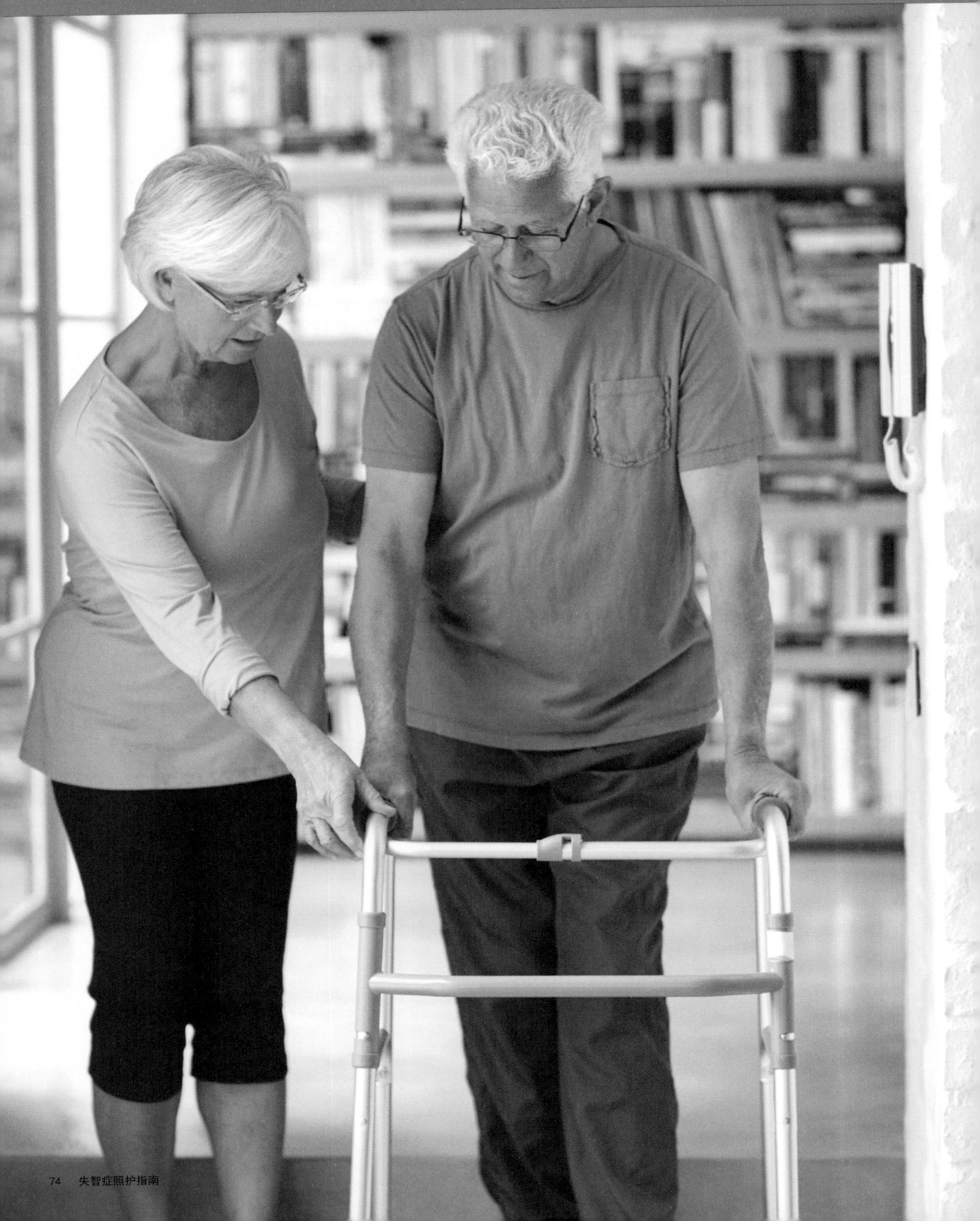

减少跌倒风险

跌倒是导致老年人受伤的主要原因，对有健康问题和没有严重健康及肢体不便问题的老年人都是如此。

跌倒经常与身体变化和不安全的环境等多重因素相关。失智症患者尤其容易发生跌倒。跌倒重则导致严重的外伤，轻则导致患者产生对再次跌倒的恐惧。

把患者限制在床上或椅子上，并不是解决跌倒的办法。事实上，有证据表明通过约束带或其他装备限制患者移动，更会增加受伤的可能性。这种方法应被视作一种不常规的临时手段，只能在有专业监护的情况下作为最后的方法使用。

家庭照护者和其他人可以采取一些方法，预防患者跌倒或减少跌倒的概率。您需要了解以下内容。

引发跌倒的危险因素及与跌倒相关的损伤或疾病

这些因素包括：

- 以前也曾跌倒过
- 地板表面滑
- 未纠正的视觉问题
- 影响行走和平衡性的疾病，如卒中、关节炎、帕金森病、急性病，或由姿势变化引起的血压下降等
- 记忆和注意力问题
- 使用引起头晕或嗜睡的药物
- 去洗手间有困难
- 环境中存在障碍物
- 使用的助步器或拐杖不合适

预防跌倒的策略

- 与医生和药剂师一起定期检查所有用药——包括草药和非处方药。
- 患者改变姿势感觉头晕时，要鼓励他/她慢慢站起来或坐下。
- 确保患者的鞋能保护脚，拐杖或助步器要合适并且维护良好。物理治疗师和作业治疗师可以通过评估帮助患者选择最适合的助行工具。
- 调整床和椅子的高度，保证患者坐在上面时双脚能平放在地板上。
- 安装高度合适的马桶和扶手，方便患者如厕。
- 一个稳固的汽车座椅方便患者上下车。
- 确保患者的床和/或轮椅的轮子能恰当地锁住。
- 与物理治疗师或作业治疗师商量，看患者是否需要穿髋部保护装置——能减轻跌倒引起损伤的一种特殊充气装置。
- 强壮的骨骼能减轻跌倒带来的损伤。保持良好的骨骼健康需要定期的负重锻炼（比如行走）、平衡膳食、补充维生素D和钙；有些老年人还需要使用治疗骨质疏松的药物。向患者家庭医生和/或其他专业医疗人员咨询有关骨质疏松的信息。
- 考虑安装警报系统。如有跌倒，患者可以通过戴在手腕或颈部的、有呼叫按钮的手环或项链来求助。但是这一方法对于晚期失智症患者可能没什么用。目前有可以在家里安装的床和座椅警报系统，能提醒照护者患者试图起来并需要帮助或监护。

如果发现患者跌倒

- 如果不清楚跌倒是否引起严重损伤，避免移动患者。您要知道有些跌倒是由卒中或自发性髋关节骨折（通常与骨质疏松症相关）等突发疾病引起的。

- 不要独自处理，这样会让您有风险。立即打电话求助，也许附近的邻居能来帮您。

- 检查患者能否移动腿和胳膊。如果不能，可能是卒中。他/她有痛感吗？是否存在明显畸形情况，如水肿、出血、腿部或胳膊位置异常？有明显的头部外伤吗（伤口、出血、肿胀）？患者比平时更加错乱吗？如果您认为患者受伤严重，避免移动患者，打急救电话叫救护车。

- 如果您有理由确定患者没有受伤，也不要立刻把他/她从地板上扶起来。给患者头部垫一个枕头，让他/她深呼吸并放松。

- 请您不要完全靠自己的力量扶起患者，要确保在扶的时候患者应能自己支撑大部分身体重量。如果动作引起任何疼痛，不要再坚持。打电话寻求医疗帮助。

- 尽快告诉家庭医生患者跌倒的情况。医生可能会建议您带患者到医院急诊室去排查，看是否有轻微骨折或脑震荡——即可能在跌倒或其他冲击时发生，因撞击头部或暴力摇晃头部和上身而引起的外伤性脑损伤。即使患者没有失去意识，仍有可能存在持续的脑震荡。它的影响通常是暂时性的，但可能会导致包括头痛、注意力、记忆力、判断力、平衡力和协调力失调等问题。只有医生能够进行诊断，并给予治疗建议。如果患者已经在进行失智症治疗，在跌倒后看医生则更为重要。

用药安全和家居风险

安全配药

不管处方药还是非处方药，如果不正确服用，都会造成毒性损伤。大多数药店现在提供吸塑包装的药品，内有正确的、已经分好的每日用药剂量，用塑料或软金属箔纸塑封。这种方法对需要监督自己服药的患者来说很有帮助，可以防止漏服或过量服药。

让患者远离有害物质

一些补充类药物可能会与正在服用的药物产生反应，如草药制剂、维生素和其他天然药物。其他如香水、剃须膏、漱口水、洗发水、假牙洗护液和各种清洁液等物品如果误食都会造成危险。这些东西都需要拿走或锁起来，仅在有人监护的情况下使用。

如果有游荡问题

不是所有失智症患者都会游荡，但这也算是较为常见的失智症表现。专家们正在研究不同类型失智症患者为什么、怎样离开家或照护机构，从而走失，这种行为可能会危及患者生命。一些专家谈到的"危急游荡"（Critical wandering）指的是认知能力下降的患者脱离监护照护的游荡行为（步行或驾车）。

可以采取以下方法应对：

- 标识衣服
- 在衣服口袋中放置身份标识信息
- 提前告诉邻居和附近的商店，让他们留意

有些研究者认为游荡可分为几种类型

有目的游荡

患者不断地寻找一些无法得到的人或物，如患者的母亲、去世的丈夫或妻子、儿时的家、以前的工作单位，或是一些抽象的事物。这类游荡的患者经常不停叫喊或随机徒劳地企图靠近某人。

有目的、不休息的游荡

患者看起来拥有不知疲倦的动力，要去完成一项任务或保持忙碌状态。

没有目的游荡

这类患者会漫无目的地游荡，没有明显目标或模式。患者可能只是被某种事物吸引（在马路对面或下个街道有什么有趣的事情），但很快又忘记，于是就这样持续游荡。有的患者没有"回家"的概念，还有的患者可能想回家，但因为失智症损害了他/她的记忆力和定向力，因此找不到回家的路。

与专业医疗人员讨论游荡的风险

如果患者已经有游荡的情况，即使之后安全回到家里，也需要与专业医疗人员探讨游荡的风险。有些干预措施可能会有帮助。可以考虑安装警报系统，这样大门被打开的时候警报就会响起，通知房间或住所的其他人。有公司已经开发出了智能家庭监测系统，可能会有用。

确保患者随身携带身份信息标识

游荡的发生是无法预料的，不管在新环境还是熟悉的环境都可能突然发生。

标识衣服

在患者衣服里标记或写上患者的名字。当患者在外面游荡没有携带身份证明或信息的情况下，有助于确定患者身份。

制作简单的身份信息卡

将写有患者家庭住址和紧急联系电话的身份信息卡放在患者裤兜或外套衣兜里。

提前告诉邻居和附近的商店老板

让他们提前了解患者的情况，知道您可能需要帮助。

安装全球卫星定位系统（GPS）

在技术支持下，目前已经可以用全球卫星定位系统来帮助追踪失智症患者的位置。此类产品目前有一些已在市面销售。向专业医疗人员咨询可用的技术和设备。

安全检查单

以下安全检查单有助于为失智症患者提供更为安全的家居环境。

房间不杂乱?（检查在墙上是否有大量照片，书报是否满地乱放）	是 ☐	否 ☐
房间没有让失智症患者产生混乱的东西？ （镜子、有图案的壁纸和老照片可能会使失智症患者混乱）	是 ☐	否 ☐
房间过道和门厅走廊干净吗?	是 ☐	否 ☐
家具和电器保养完好吗?	是 ☐	否 ☐
地板安全吗?（检查地板是否松动，小块地毯是否散乱或地板高度是否一致）	是 ☐	否 ☐
照明充分（尤其是走廊和楼梯）吗?	是 ☐	否 ☐
水槽和浴缸旁是否有触电危险?（如吹风机或烤箱是否离水槽太近）	是 ☐	否 ☐
家用电器有紧急断电功能码? 防止电器开着造成火灾（检查水壶、炉灶、电热毯和加热器）	是 ☐	否 ☐
家里每层是否都有烟雾探测器、灭火器和一氧化碳探测器?	是 ☐	否 ☐
危险化学品或清洁剂是否安全存放，保证失智症患者不会接触?	是 ☐	否 ☐
是否安全储存药品?（甚至连止痛药和维生素这类非处方药也要检查）	是 ☐	否 ☐
安全存放酒精了吗?	是 ☐	否 ☐
安全保管危险的工具、刀具和枪了吗?	是 ☐	否 ☐

为了预防烫伤，热水器的水温是否已调到49℃（120F）以下？	是 ☐	否 ☐
大门有锁吗？防止夜间游荡	是 ☐	否 ☐
房间门有锁吗？例如通往地下室或车库的门。防止夜间游荡或跌倒	是 ☐	否 ☐
洗手间内有防跌倒的安全装置吗？（例如：扶手和高度增加的马桶）	是 ☐	否 ☐
如果患者有吸烟的习惯，让他/她独自吸烟安全吗？	是 ☐	否 ☐
患者会使用电话求助吗？	是 ☐	否 ☐
紧急号码是否放在电话旁边、容易阅读？	是 ☐	否 ☐

如果您对以上任一问题回答"否"，就要考虑请作业治疗师对患者的家居环境进行评估。只需简单的改变就能让生活环境变得更加安全和舒适。

驾驶与失智症

莱纳德（Leonard）81岁了，是一位患有早期阿尔茨海默病的退休会计师。他平常自己开车去药店和超市。有一天，他发疯似的打电话给儿子伊凡（Ivan），说自己的汽车在超市停车场被人偷了。"我开车过去找父亲，他让我看空空的停车场，"Ivan回忆道。"然而我发现他的车实际上停在两个停车区以外。他忘记自己把车停在那里了。"同样的事情几周后又发生了一次，一天晚上Leonard开车时左转到了一条单向车道，撞上了对面驶来的汽车。"姐姐和我认为父亲不能再开车了，但他不听我们的话。我们不想强行拿走他的车钥匙，但也担心他在路上的安全和他人的安全。"

驾驶汽车是多数人日常生活里的重要部分。车能让我们有独立和自由的感觉。失智症患者也理所应当地想在保证安全的情况下尽可能长时间地驾车。但是随着认知能力的下降，失智症患者将失去许多安全驾驶的必要技能。如果继续开车，会置自身和他人于危险之中。是否应该让患者驾驶也成了难以处理的感情问题。家人经常很难决定什么时候该让失智症患者停止驾车。确实，大多数老年人强烈抵制不让他们开车的想法。

这里有许多原因：

● 每天驾驶且有30、40、50年或更长时间驾龄的人习惯了以汽车代步的生活方式。开车去买食物、看病、走亲访友和跑腿会更容易。

● 驾驶是成熟、独立的标志，是自信的来源。

● 驾驶给人一种控制的感觉。这种感觉对失智症早期患者尤为重要，因为他们开始感到对生活的很多部分都失去了控制。

虽然开车看起来是容易和自然的事情，但它实际上是一套连续复杂的、快节奏的活动，需要反应迅速、视力好、听力好、判断力好，同时能熟记方位和道路规则。驾驶者要不断获取交通、路况、信号灯、路标的信息并关注其他汽车和行人的行为，然后根据这些信息判断是减速、停车、启动、给信号还是等待。典型的驾驶者行驶每千米要做30个决定，而且可能需要在短短半秒内做出反应以避免碰撞。

即使不是绝大部分，失智症也会影响许多驾车的技术和能力。在失智症早期，患者可能还能安全驾驶。早期诊断和较好的药物治疗有助于延长安全驾驶的时间。但最终，驾车会成为一个不安全的活动。这个时间会因人而异，主要是因为阿尔茨海默病和其他失智症是逐渐发展的，并且有时难以预知。

真正的问题是失智症患者会丧失对自己驾车能力的准确判断。虽然研究显示大多数人会夸大自己的驾驶技能，但失智症患者尤其会低估驾驶的复杂性并高估自己的能力。

身体变化对老年驾驶者的总体影响

实际年龄不是判断驾驶能力的指标，重要的是上路的表现。以下是没有被诊断为失智症的老年司机所面临的问题：

- 视力改变，感知移动物体以及光线不足时看清物体比从前困难
- 听力改变
- 处理信息速度变慢，反应时间变长
- 感知力下降，判断深度或路上物体的距离变得困难
- 肌力下降、灵活性降低、运动力受限（这些可能会影响快速转向、打方向盘和踩刹车的能力）
- 服用影响驾驶表现的药物

注意不宜驾车的信号

这些包括：

- 驾车时分心或焦虑的行为
- 看不清或读不懂普通的路标和信号灯，因而无法做出正确的驾驶行为　（如在人行道停车、另一方向绿灯时仍前行等）
- 驾车时失去方向感或迷路（例如遇到突然的绕道或在其他没有预料的情况下感到混乱或焦虑）
- 开车太快或太慢
- 行驶时无明显原因的停车，导致他人鸣笛
- 转弯或倒车时撞到马路牙或剐蹭到停着的车

在提出患者驾驶能力有问题这个话题之前，家人和其他照护者要经常观察患者的驾驶行为，只有这样您才能决定是要继续观察情况，还是限制患者开车的时间和范围，或采取措施让患者立即停止开车。

有个方法可以判断是否需要去干预患者驾车，那就是问问自己，以患者目前的状态，您是否放心让小孩或孙子乘坐患者开的车。

监控驾驶技能

- 经常坐患者的车或开车跟随患者观察
- 注意汽车的里程，了解患者驾驶距离
- 与陪护、朋友、乘客和邻居交谈，询问患者驾驶的情况
- 特别关注患者的健康、性情和行为
- 检查汽车有无受损迹象，或有无为了掩盖刮痕新刷的烤漆
- 观察一段时间的驾驶行为并做书面记录
- 如果您坐患者的车，在不安全驾驶的情况出现时，要给患者指出来
- 如果患者正在服用可能影响驾驶的药物，要向患者的家庭医生咨询

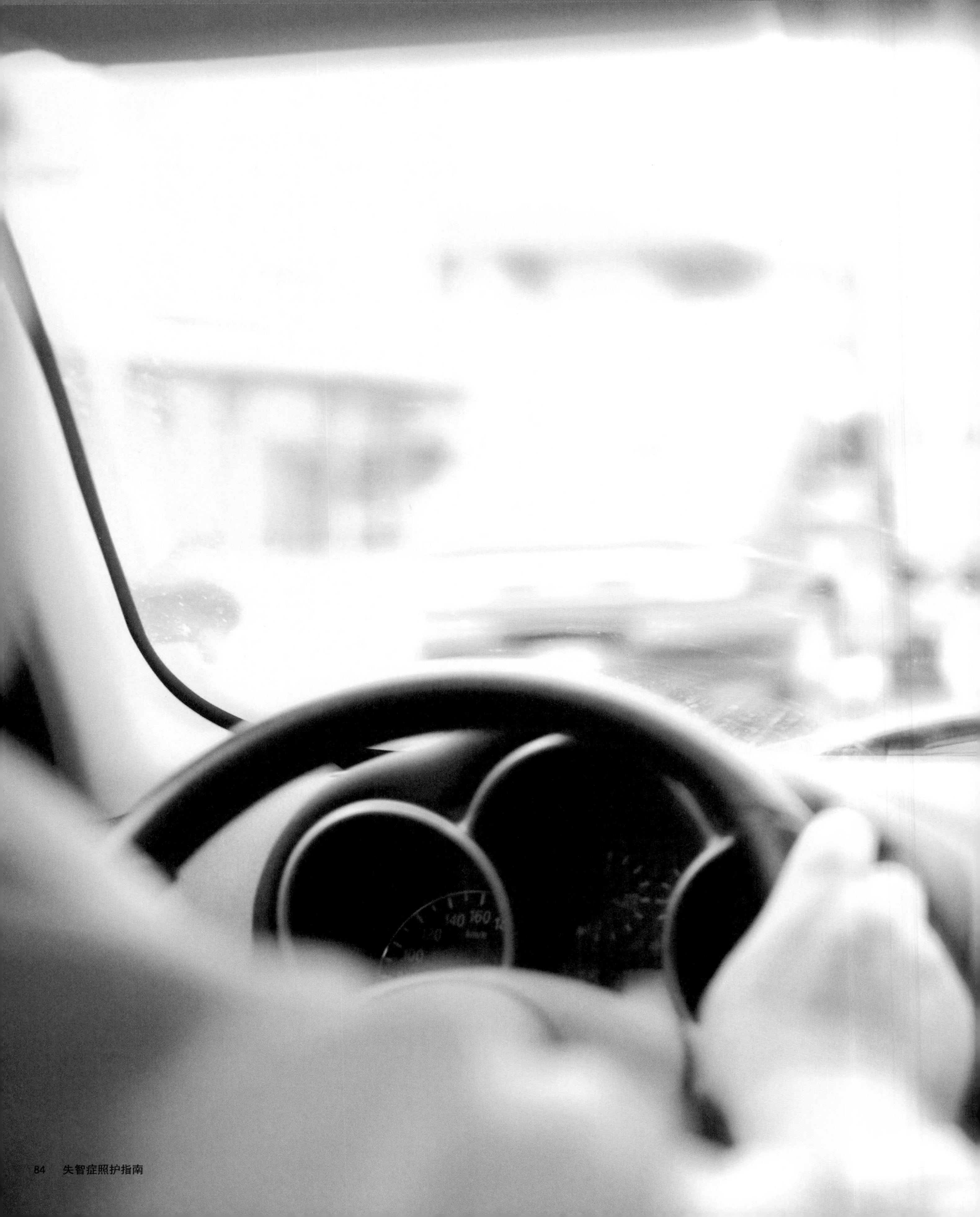

鼓励改变驾驶习惯

如果您认为患者的失智症让驾驶不安全，就是时候渐渐开始让患者离开驾驶位了。首先，您需要试着说服患者改变驾驶的时间、范围和方式。例如：

- 缩短驾驶距离
- 只在熟悉的路上驾驶
- 避免在高速公路上驾驶
- 避免难度大的、无保护的左转
- 避免在夜间、高峰时段、堵车或天气不好时驾车
- 驾驶时尽可能减少分心（关掉广播、不使用手机或GPS系统、尽量少与乘客交谈）

帮患者由司机向乘客的身份转换

如果家人、朋友和其他照护者逐渐承担起驾驶任务，一些失智症患者能接受自己逐渐不再驾车。可以诚实地与患者沟通："上次您开车送我回家，我发现您错过几个转弯。今晚让我来开吧。"也可以婉转地表达："您看起来累了，天也要下雨了。我来开吧。"

这对作为家人的您来说可能有些困难，但作为照护者，这是您的责任。请记住如果患者驾车撞到行人或其他车辆，导致受伤（甚至更糟），那么这种悲伤的结果对任何相关人员来说都是严重的打击。

减少驾车的必要性

如果患者表示愿意接受这些改变，就要尽快开始行动。这将意味着即使患者仍能开车，也要减少驾车出行的次数。

以下是一些建议：

- 为患者安排药品、食品杂货和餐食上门配送服务，减少购物的需要
- 看有没有发型师、理发师、美甲师能上门服务
- 在家人或朋友有时间能开车时，安排患者去看医生和去其他重要预约
- 安排朋友带早期失智症患者去办事，或参加社交或宗教活动
- 请家人或朋友每周开车带患者兜一次风，以满足患者安全外出和看风景的愿望

其他出行选择

交通工具

查看公共交通系统和班次表对认知受损严重的患者来说太过复杂。乘坐公交工具可以作为轻度失智症患者出行的短期选择。经过一些指导和练习，患者可能学会使用私人巴士或出租车服务，这样就有车可以直接上门接送患者。社区的老年人机构也能帮助安排出行方式。

辅助驾驶

指的是照护者作为乘客陪同失智症患者开车，给患者指引方向，并对如何驾驶给出指令。这个方法短期内可能有效，但不推荐使用。在危险情况下，患者可能反应不够快，难以避免交通事故。让照护者开车而让失智症患者当辅助驾驶是较为安全的策略。

应对抵触情绪

到了某个阶段，您会决定不再让失智症患者继续开车了，因为太危险。有些患者愿意听从并交出车钥匙，但多数情况是失智症患者会拒绝家人的建议，避谈大家对他驾驶能力的批评。面对这种情况，您可以：

告诉患者的家庭医生

失智症患者可能更愿意接受家庭医生、治安人员和信任的朋友的建议。开放地、相互尊重地沟通。**重要提示：**在大多数管辖区内，对于因为生病而可能影响安全驾驶的患者，医生必须按照法律要求向交通部门报告患者情况，引发失智症的疾病当然也在报告的范围内。

安排驾驶能力评估

该评估由临床评估和上路评估组成，由具有驾驶经验的作业治疗师进行，目的是评估患者目前的驾驶技能。患者的家庭医生能解答您的问题，并为您推荐合适的机构。有许多驾驶评估中心能帮您做出决定。具体请与专业医疗人员探讨。

是时候拿走车钥匙吗？

是的。到了某个时间点，需要拿走患者的车钥匙或驾照，卖掉或禁用车辆。但切记，轻度失智症的患者可能会忽略、不执行或想办法对付这些策略，如他/她可能无证驾驶、修好禁用的车，或再买辆新车开等。

如果只是把驾照留给患者，让他/她能当成身份证放在钱包里携带，其实就可以说是赢了这场较量。对有些驾驶者来说，保留驾照就是保留了尊严。

旅行问题和应对方法

朱迪思（Judith）和丈夫打算去另一个城市参加侄女即将举行的婚礼。"我母亲得了早期血管性失智症，我们想带着她一起去见证她唯一孙女的婚礼，"Judith说。"我丈夫认为应该开车去，但是需要6小时的车程，我担心母亲能不能受得了，"她补充道。"我想2个小时的飞机可能对大家容易一些，但又不知道是不是值得这么做，我的意思是，她很可能记不起这次婚礼，也不认得她自己的亲戚，这会让人难过。我也担心妈妈在不熟悉的旅馆房间住两天会怎么样。另一方面，这也可能是她能参加的最后一次旅行，我所以又想她能去。"

与失智症患者一同旅行的想法会给亲人或朋友带来一定的焦虑，但许多早期甚至中期失智症患者，在条件具备、认真计划后，还是可以去旅行的。

旅行可能只是为了快乐，例如参加家庭聚会或庆祝活动，或者去熟悉的环境里短期度假。有些情况下，旅行不是可选而是必须要做的事，如给患者搬新家或把他/她送到护理机构，又或是去不同的城镇看某位专科医生。

重要提示： 请注意即使在熟悉的环境内相对独立的失智症患者，在应对新的环境或改变日常规律的时候，也会需要我们额外的支持。

患者应该旅行吗？

在进行性疾病如阿尔茨海默病的早期旅行是更好的选择。对病情严重的失智症患者来说，离家旅行会使他/她变得失去方位感和焦虑不安。生活节奏的不停变化，新的或变化的场所、在机场或高速服务区内被陌生人和人潮包围，以及出现不同场景或声音等都会引发不安。

实际上，旅行意味着患者可能会失去重要的环境提示：熟悉的卧室和厨房、方便拿取的私人用品、熟悉的照片和小装饰品等，这些提示往往是帮助患者明确时间和空间的重要手段。

即使住在最舒适的酒店房间、住在曾经熟悉的小别墅或经常拜访的亲戚家里，早上醒来也可能导致患者混乱，可能引发严重的不安和忧虑。

您要明确带患者去旅行的理由。您希望从中获得什么？如果患者不再认识住在外地的家人或朋友，您和他人的感受会如何？即使你们会有一段开心的时光，但考虑到可能带给患者的压力，值得这么做吗？更不用说给您和其他同行者带来的压力了。

如果患者处在失智症早期，可以询问患者是否希望外出。您可能要多问几次，如果患者真的很向往，并且明白旅行的目的，那或许就值得去冒险试一试。但如果患者想不起这个出行计划，或表现出焦虑，那就要重新考虑了。对退休的老人来说，去看望住在别处的子女和孙子会更容易些，但对有中度及中度以上失智症的患者而言这不是最好的选择。让家人亲戚过来探望或许会更好一些。

不宜旅行的一些表现

不建议有以下表现的失智症患者旅行：

- 即使在熟悉的环境中，患者经常失去方向感或容易烦乱
- 当患者离开家，在商场或餐馆，或拜访朋友亲戚时要求回家
- 在拥挤嘈杂的环境中，患者表现出紧张、忧虑、焦虑或退缩
- 患者表现出规律的躁动、焦虑、游荡、妄想（错误的坚信）、偏执（怀疑他人）、攻击或"不能自制的"行为（如咒骂、喊出自己的想法、脱衣服或不当性行为）
- 患者大小便失禁更加频繁
- 患者有睡眠问题，如半夜失眠、白天嗜睡
- 患者有时不认识您或拒绝指导
- 患者向他人表达自身需求的能力受限
- 患者有其他不稳定的健康问题，如糖尿病、心脏病、帕金森病、影响运动能力的严重关节炎或近期跌倒过

如果以上情况都不存在，您又计划进行一次长途旅行，那么请先考虑"试点"，进行一次短途旅行，帮助您确定患者对环境的适应能力。如果可能的话，选择与计划中的长途旅行相同的出行方式（如果您计划一次2天的驾车旅游，那么先在家附近尝试一下4个小时的自驾往返旅行。如果打算坐飞机，就带患者去机场观察他/她对人群和噪声的反应）。

如果长途或复杂的旅行是不可避免的，就询问医生药物是否有助于预防焦虑和不安。

事先做好计划

如果您决定去旅行，就要尽快开始做计划。您需要考虑以下几个方面，这里同时附上有助于旅行成功的小贴士：

选择最好的旅行方式

在正常情况下，选择驾车、乘公共汽车、火车、飞机还是轮船去旅行会受许多因素影响，其中包括：目的地距离、旅行时间、出行偏好和经济能力。但是如果与失智症患者一起旅行，选择就变得比较复杂。患者连续坐几小时的汽车或公共汽车会不会觉得难受？如果不难受，驾车旅行是一个选择。人群、噪声或排队等候会让患者心烦吗？如果会，那么乘飞机旅行可能会让患者特别有压力。

决定住在哪里

正常情况下，旅行时住在哪里取决于预算、便捷性、在目的地停留的时间和个人偏好等因素。同样地，如果带着患者，选择就会变得更复杂。

住在亲戚朋友家

如果他们有足够的空间安排你们，能理解患者的特殊需求，比如半夜醒来或压力导致某些行为等可能的情况，并给予支持，那么住在亲戚朋友家就是好的选择。他们了解失智症患者的特殊需求，在情况发生的时候能够提供帮助。然而，与太多人或不熟悉的人待在一起，可能会让患者感到压力。

住在酒店或汽车旅馆

如果您能负担得起，并且住宿条件便利安全，那么住酒店或汽车旅馆就是不错的选择。在这种相对私密的空间里，人少噪声也小，控制患者接触的环境也相对容易些。

出行前

做好可能需要取消或改变预订的准备

大多数人都会在旅行前做好各种预订。在决定和患者一起去旅行时可能患者的状态还很好，但是这种状态可能会很快发生变化。如果您预定了较贵的机票、火车票或其他票，购买旅行取消保险是比较明智的做法。如果预定了酒店房间，要了解取消预订的规则。

购买额外健康保险

如果在其他国家发生疾病和外伤，您和患者的保险会覆盖医疗费用吗？提前咨询您的保险或旅行经纪。

如有需要，检查和更新旅行文件

检查所有旅行成员的护照有效期，看是否过期。提前几个月检查：有些国家要求自人员入境后，护照必须有六个月以上的有效期。这点旅行社可以给您建议。最好把护照的"个人信息"页复印两份。一份给家里的亲戚或朋友，一份随身携带（与护照分开放），和其他重要文件的复印件放在一起。

提前与旅行社或航空公司沟通好

大多数航空、汽车公司和火车站都会给予残障、失能人士同行的旅客提供特殊登机或上车服务和其他帮助，例如提前检票、提供单独的候机/车室。

了解旅行目的地医疗服务

如果您打算离开本省或本国，要了解清楚目的地有什么相关服务，如夜间暂托服务、针对失智症患者的娱乐项目和其他社区项目。如果有住在当地的朋友，应该也能提供帮助。

准备适当的身份证明

鼓励患者一直佩戴身份标识手环。失智症患者可能在旅途中或目的地游荡，因此保证随时佩戴手环非常重要。同时，也要在患者的钱夹和皮包里放好写有以下信息的卡片：患者的姓名、住址和电话号码；您的姓名、住址和手机号码，以及您要住的地方的电话号码。在患者的衣服里标记患者的姓名、住址和/或近亲的电话也是个好主意。

分享您的行程

确保在家的亲戚或朋友，以及住在目的地的亲友，都知道您旅行的具体细节：如航班号、起飞和到达时间、酒店或汽车旅馆的电话；如果找旅行社安排，旅行社的名字和电话号码也要分享。最好也留给他们一份护照信息的复印件。

准备好药品

如果患者正在服用治疗失智症或其他疾病的药物，确保带够药品。如果需要就补充药品，要多带一些以防旅行延期。让药剂师打印患者服用药物的清单和用法用量，一份与药品放在一起，另一份您随身携带。请患者的家庭医生写一份简要病史，包括最近的诊断和治疗情况，并在旅行时带上这份资料。如果患者在另一个城市或小镇生病需要就诊，这些资料就可以派上用场。

考虑安排额外护理

如果打算长途旅行，例如邮轮或度假，在能够负担的情况下，可以聘用一个私人护工来提供常规的监护和帮助。如果您的旅行时间较短，而且负担得起暂托服务，就可以使用这项服务，有助于减轻您和家人的压力。您需要在旅行前去查找这方面的资源并妥善安排。

如果乘飞机旅行

即使对健康人来说，乘飞机旅行也会感受到较大的压力，因此要准备好应对一定程度的、额外的焦虑或混乱。以下是一些建议：

- 提前安排登机能避免排队、拥挤和噪声，对患者可能会有帮助，这会给您和患者更多的时间，在其他旅客登机前安顿好。但有时这样做也可能给患者造成更多压力，因为患者感觉被限制，坐在空空的飞机里等候会让患者变得更加焦虑。该怎么做取决于您对患者的了解，您是否知道他/她曾在其他环境下触发焦虑爆发的情况。

- 避免中途下机中转，尽量选择直航。您要负责拿好所有登机牌、护照和其他重要的文件。

- 给失智症患者安排一个中间或靠窗的座位，您自己坐在旁边靠过道的座位上，以防患者在您没注意的情况下到处乱走。安排离飞机洗手间较近的位子，可以避免患者多走路。

- 如果可能，到达终点前一路上都要看好您的行李。

- 要把所有药品放在随身行李里，如果放在托运行李里可能会丢失或延误。

- 在随身行李箱里给患者放一套更换的衣物。

- 携带一些存有患者熟悉的音乐的磁带或CD播放器，或带有耳机的iPod；或带一些熟悉的图画书、杂志或相册等。起飞前或在长途飞行中给患者少量常吃的点心，也有助于分散患者的注意力。

- 留有足够的时间处理可能发生的问题。
- 最后，让机组人员了解患者的特殊需求，告诉他们您在飞行期间可能需要额外帮助。

如果驾车旅行

需要仔细计划驾车旅行。这意味着驾驶过程中需要定期休息，出发前要了解路况、要了解路上或目的地的天气情况。

- 确保患者全程扣好安全带，坐得舒服。
- 很多新车都有电控锁门装置，要确保锁上所有的车门。
- 确保患者不在没有监护的情况下自己下车，尤其在繁忙的服务区或高速上临时停车时要注意。
- 在服务区停车吃东西和使用洗手间时，要全程陪同患者。这些地方非常拥挤和嘈杂，容易走散。
- 请您不要在患者烦躁激动的时候独自驾车。您需要靠边停车或下高速公路，直到患者冷静下来。
- 要经常停车上洗手间。失智症患者可能忍不到下个服务区再上洗手间，因此要经常停车如厕。如果患者愿意穿戴成人尿垫或贴身的短内裤，这种时候就应该为他穿戴，还要准备替换的尿垫。

- 在车里准备一些简单的、有营养的小吃和饮料。老年人很容易脱水，从而引起错乱。如果患者在吵闹、拥挤的高速快餐店就餐感到不适，则可以在车里吃带包装的午餐。或者下高速路，找一些规模较小、安静的饭馆或露营地就餐（在天气好的时候）。

如果坐火车或长途汽车旅行

阅读以上关于乘飞机或驾车旅行的建议。多数建议也适用于坐火车或长途汽车出行。

保证失智症患者在外的安全

无论失智症患者在家或外出，安全问题都是照护者一直需要关注的，带着失智症患者离开可控的、熟悉的环境可能会有风险。如果给予额外的照护和注意，许多风险是可以控制的。以下是一些技巧：

● 如果你们要住在亲戚或朋友家里，到达后对室内环境尽快做一下"安全检查"，看是否有安全隐患。您可能需要带一个夜灯，放在患者洗手间或卧室里。

● 如果你们要住在酒店或汽车旅馆，不建议为患者订单独的房间，预订那种只有一个外门、里面有单独卧室的套间是更好的选择。

● 提前告诉酒店患者可能会有特殊需求，这样便于工作人员提高警惕，并准备提供帮助。

● 如果你们住在酒店或汽车旅馆，而患者有游荡的问题，就要用安全门闩把门锁好。患者在屋内时，用一把椅子把门挡住。考虑购买和带上便携式开门报警器，如果患者开门警报就会响起。

● 不熟悉的水龙头和旋钮会让失智症患者感到困惑。在患者洗澡前，您要打开喷头并调节好水温。

● 患者在机场或路边使用洗手间时，您一定要全程陪同。如果可能，寻找专为残疾人和有子女的父母设计的单独洗手间或小隔间，这样能为患者提供更多的空间和隐私。

减少旅行给每个人带来的压力

如果这是在患者确诊失智症后您第一次带他/她旅行，您可能不免有些担心和压力。以下是一些需要考虑的问题：

● 出发前要休息好。与有特殊需要的人一起旅行并非易事。

● 限定乘机或驾车的时长，尤其是您单独陪伴患者旅行时。如果旅行时间超过四个小时，您应该考虑再带一个人同行。考虑分解长途旅行，停车休息或在酒店或汽车旅馆过夜。

● 给自己一些时间，晚上外出一会、放松的散步、与朋友或家人享受"单独时间"，暂时离开所照护的患者，安排其他家人或朋友照看一下，或考虑临时雇一位专业护工。

● 要预见旅行的第一天或过程中会有困难，做好心理准备。做好计划，患者最终会安顿好。

● 安排好节奏，每天不要计划太多的活动。每件事留出足够时间，以减少您自己的压力。失智症患者会察觉到别人的焦虑，这会让他们也感到不安。

● 到达旅行目的地后也要尽可能保持熟悉的日常生活习惯。例如，睡觉和吃饭的时间应尽量与在家的时间一致。带上一些熟悉的物品，如患者最喜欢的枕头或相片等。

- 现实一点，明白患者目前擅长做什么，什么做不好；据此做出相应的活动安排。您也要了解自己的优势和不足，并确保出门在外时您可以寻求帮助和支援。如果这趟旅行很重要，例如把患者重新安置到一个新的城市，则需要向家庭医生询问用药建议，以帮助患者在旅途中保持平静。
- 即使您已经做好了旅行的预订和计划，也可以取消或改变您的旅行决定。作为照护者，您的角色是去保护患者免受不必要的压力，同时也保护您自己的身体和心理健康，这样才能继续为患者提供帮助和支持。

即使患者不能旅行，您仍然可以

失智症患者不能再一起度假或参加重要的家庭旅行，并不意味着您也不能参加。如果旅行能够给您带来快乐，能让您暂时从照护工作中解脱出来，或去看看朋友和远方的亲戚，那么可以考虑选择暂托服务。看看其他亲人、信任的朋友或花钱聘请的护工能否代您照护患者几天或一周。找一找附近的护理机构，越来越多的机构可以提供短期照护服务，以帮助减轻亲属照护者的压力。如果您不知道从哪里入手，可以向患者的医生或自己的家庭医生咨询，或上网搜索。

查找和了解护理系统

56岁的卡罗尔（Carol）是一名律师，也是三个十几岁孩子的母亲。在过去5年里，她照护着两位90多岁的父母。"我父母仍住在他们的公寓里，尽管父亲因为严重的关节炎生活自理困难，妈妈几年前也得了失智症，"Carol说。"家人都努力帮助他们，但似乎也不奏效。妈妈不再能帮父亲穿衣服，所以他早晨不得不一直躺在床上。我去超市购物，给他们送去大量准备好的食物，但是母亲经常忘记吃饭，体重开始下降。我们能担负得起上门照护的护工，但不知道从哪儿开始找。更糟的是，父亲完全拒绝陌生人来家里。"

失智症的经历是独特的，人们会用不同的方式去处理所面临的各种挑战。对于家人来说，在医疗系统里找到正确的信息、合适的服务和支持是一项不能间断的任务。尤其困难的是与失智症患者照护相关的资源、服务和指南会经常变化。

想获得您需要的信息、联系合适的服务是需要花费时间的，因此需要有策略。

要认识到患者的照护需求会随着失智症病情进入不同阶段而有所改变（见**阿尔茨海默病和相关失智症**）。本章考虑到了这些情况，因此主要是为您提供一些方法，以便您寻找可用的医疗系统和服务。

尽管大家的情况不尽相同，但大多数有失智症患者的家庭都可从以下建议中获益*：

在医疗系统中找到伙伴

能成为伙伴的人应该是您信任的、并可以从他们那里获得更多信息的存在，如您的医生、社工和作业治疗师、注册护士等。

*改编自《照护你，照护我：照护者的教育与支持》，罗莎琳·卡特研究所。

对寻求和接受帮助持开放态度

许多家庭尽量自己做所有事情。短期内可能行得通，但最终您还是会需要别人的帮助。准备好接受帮助，并且要明白不只您一人需要帮助。

正确对待

保持积极的态度，但也要对预料不到的拖延、错误信息和挫折情绪有所准备。医疗系统并非完美。您遇到的大多数人都还是想要帮您的，因此不要过多地进行批判。

如果可能，让患者参与决策

只要您觉得患者能够理解和参与发生的事情，就持续努力地让患者参与并对自己的病情有所了解。当这变得不可能后，请记住更为重要的是您作为主张者的角色。您和家人或许已经安排签署授权委托书，允许您代表患者做某些决定（见**法律问题**）。如果还没有这样做，就有必要讨论决定。

评估对服务的需求

在您选择某种服务前，问问自己：现在真的需要这个服务吗？这些服务能以更有效的方式提供吗？潜在的好处和风险是什么？

保留联系方式和过往经历的记录

这些包括：与所有机构、组织和个人就患者健康所进行的联系。您应记下联系的日期、电话/传真号、名字和邮件地址。把这些信息记录在日记和日志上会节省时间，下次使用时就在手边，会很方便。

集中放好重要的法律文件，并放在好找的地方

这些文件包括：患者最近的遗嘱复印件、银行账户的信息、养老金、保险和任何授权委托书。确保其他家庭成员也知道这些文件放在哪里保管。

做好您的功课

了解您所在地区的所有资源信息。您能很容易地获取别人编写的有用的清单、表格和小册子，来帮自己找到这些资源，并对它们进行讨论和评估。这些材料可通过中介、医院，和/或网络获得。

询问其他照护者的经验

这可能是您获取方法、信息和个人帮助的最有价值的渠道。您能找到附属于医院或长期护理机构的照护者支持小组。有些支持小组采用面谈的形式进行，有些则是在线上进行小组咨询，在这里您将遇到像您一样、需要在照护失智症患者过程中处理各种挑战的人。

成为有见识的主张者

您为失智症患者、您自己和亲人，以及其他有同样境遇的人发声。您可以从家人、朋友、同事、专业人员和组织那里寻求帮助。参与有组织的照护者支持小组，接受他人对您的帮助。

接受自己及他人能力有限的事实

当您做了所有的研究和准备，相信您自己的判断和直觉，为失智症患者的照护做出决定。

与专业医疗人员沟通

医生通常是有失智症患者的家庭第一个要接触的人。现在家庭医生在患者照护和治疗过程中起着重要作用，并且也为将来的安排提供建议。但当医疗方面的疑问和问题变得越来越具体，超过了一般性问题的时候，您会更多依赖其他专业医疗人员，包括护士、社工、作业治疗师和物理治疗师。寻找能够长期回答您问题和给您提供帮助的人。

一个经常会被问到的问题是："我该怎样和患者的专业医护人员如医生、护士、社工和治疗师去交流呢？"重要的第一步是在共同责任的基础上建立起相互的信任和尊重：

作为照护者，您应努力做到：

- 接受医生或其他专业人士为患者提供照护和治疗
- 重视他们的专业知识
- 积极听取他/她的建议和顾虑，如有不明白的地方要说出来
- 提供患者所有重要的信息，诚实地说出您的顾虑。如有必要，及时更新信息
- 为会面和预约做准备
- 不要做出您完成不了的应允或承诺
- 向工作人员提供您目前的联系方式

专业医护人员应努力做到：

- 接受家庭照护者
- 积极听取他们的担忧和需求
- 与照护者分享法律允许共享的所有信息
- 为所有与患者和/或照护者的会面做相应的准备
- 及时回复电话，按照承诺分享资料
- 在适当的情况下，回答照护者咨询的问题

与医疗团队的沟通方式

家庭成员和医生是一个团队：都是要为失智症患者做最好的安排。当您第一次与新的医生或其他护理人员见面时，应抱有积极的态度：

> "我想为我父亲做最好的安排，在很多方面您都有专业知识。在哪些方面我们可以合作呢？"

专科医生接诊过患者后，可能会转回到家庭医生协调护理计划。当您第一次请家庭医生转介专科医生时，也要用积极地方式沟通：

> "特别感谢您为我们所做的一切。不知道是否可以请您推荐一位专科医生，我们也听听他的意见。他看过我母亲后，我们再一起讨论专科医生的意见？"

在去看专科医生之前，打电话给您的家庭医生或诊所助理，提醒他们给专科医生提供患者的必要信息。同时也要给专科医生打电话，询问是否已经收到家庭医生提供的信息。确保双方信息的传递，这样会节省时间，防止后面看病时产生压力。

家庭医生需要等待来自专科医生的会诊信也是很常见的，因此在您看专科医生的过程中，可以提醒他要给家庭医生发送会诊信：

> "我们的家庭医生史密斯（Smith）医生特别重视您的会诊意见。您可不可以写封信给他说明您的建议呢？"

如果医生似乎不愿意给患者开某种失智症治疗药，又没有说明原因，您可以试试这样说：

> "我感觉到您不太愿意开这个药，我可以跟其他用过这种药的医生聊聊吗？您能给我介绍几位医生吗？我们只是想把所有的药物选择和风险探讨清楚。"

加强患者和医护人员关系的其他方法

确定讨论内容

看病前，把仔细想到的问题和担忧列出来，这对您和医生都有帮助。确定哪些问题是最重要的，把它们放在第一位。看医生时，开始就与医生一起看这些问题，共同确定优先事项，以避免当您准备离开时，双方才想起"最重要的那个事情"还没有讨论。您完全可以再预约一次医生来讨论任何剩下的问题。

为看病进行充分准备

除了您的问题列表，也要带上患者所服的处方药（如果可能，带着原始包装）。如果您不方便带上药品，那就带上一份详细清单，写明所有药的处方日期、开具处方的医生姓名、药品名称、剂量和任何说明或指导等。清单上也要列出其他正在服用的维生素、非处方药物和草药制剂。

倾听并做笔记

家庭成员和专业医疗人员都要积极倾听对方的想法。在谈话过程中记笔记有助于您回顾信息，回想讨论的内容，也方便您与他人准确地分享信息。

尽可能全面地介绍患者

是指您需要给不了解患者的专业医护人员全面介绍情况。您和其他家人扮演着重要的角色，不仅要帮医生了解患者，还要说明在患失智症前患者最看重的是什么。您也应该如实说出您家庭目前的情况，包括您自己提供照护的能力等。

带上其他人

在重要的会诊时，最好是邀请一个朋友或家人到场。这个人可能会为您和患者带来帮助。多一个人就能多记一些信息，之后他/她能帮您回忆和提炼看病时讨论的内容。

如有必要，自己单独约见医生

作为照护者，有时会觉得与患者的家庭医生单独交谈会更有帮助。当失智症患者不在场时，与医生的交谈能更坦率，收获也最多。

财务问题

财务会成为许多失智症患者家庭担心的原因。如果被诊断为失智症的是您的丈夫、妻子或生活伴侣，那么您的联合/个人财务状况可能会变得紧张，因为患者需要额外的服务或长期照护。如果患者是年迈的父母，那么财务问题就会落在成年子女身上。

探索所有可能的收入来源

患者可能有资格申请失智症相关的失能人员补贴和/或给退伍军人的财政援助。也可以考虑其他政府福利包括税务豁免和药物计划。确保所有的退休金和投资都是有效的，并要实时更新这些收入的情况。这对准确填报患者的年度退税很重要，具体内容您可以咨询会计师。

探索所有可能的税务豁免

包括药物福利和免税额度，还有因房屋改造，如改造厨房或浴室，以增加安全性和便利性，所产生的费用会由政府直接报销。您看病时的交通费，和去参加社区失智症患者日托项目的交通费也可能可以给您补偿。

政府也对眼镜、助听器和移动辅助器等辅助设备给予全额或部分报销。

咨询专业财务人士

您可能没有处理所有财务问题的专业知识或时间，因此很推荐去咨询财务专家，他们可以帮您更好地了解患者目前的财务和税务情况，也能对如何最大程度增加收入和豁免税务给出建议和方法。

保存好所有与患者护理有关的消费票据

如果您想要向保险公司申请医疗费用赔偿，或向政府或长期照护机构申请费用报销或补偿时，就要用到这些票据。

重要提示： 如果您已经被指定为代表患者的决策人，或是法定代理人，保存票据就将是您的责任（见**法律问题**）。

充分利用社区资源

本地消费者权益保护团体能提供关于老年友好商企和适老服务的信息，他们也能对如何有效地提起投诉给予建议。

护理级别：选择合适的照护

自从芭芭拉（Barbara） 的先生去世后，萝丝（Ruth）已经与丈夫的姐姐Barbara生活在一起6年了。"姐姐今年80岁了，10年前就被诊断为阿尔茨海默病，"Ruth说："几个月前她开始有离家出走游荡的行为，警察把她送回家过一次。我总想记得去锁门，但有时我自己也有点忘事，所以她总能出去。我很担心她会发生车祸。我不知道还能这样自己照顾她多长时间。她是我丈夫唯一的姐姐，我们大半辈子都相处得非常亲近。她没有子女也没有家人。我希望白天能有安全的地方安顿她，这样我自己也能休息一下。"

失智症是一种渐进性发展的疾病。在中晚期，患者可能需要24小时照护。即使对于非常尽心的家人来说，这样的照护也特别累人，会影响他们工作、使他们无暇照顾自己的子女，甚至还会影响他们的身体和精神健康。在家照护晚期患者也会有安全问题，因此了解不同级别的护理非常重要，能有助于您制定计划。

许多家庭最终会发现在家里为患者提供持续和需要的照护是不可能的。有时很难意识到现实已经到了这一步。作为照护者，您可能会体会到很多复杂的情绪，例如您不再能为患者提供照护的挫败感、失落感，甚至会对您爱的人或其他家人产生愤怒感，责怪他们总不在身边或没有帮您分担照护患者的责任，但请您记住：您没有失败。这就是失智症这种疾病的本质。

如果您在患者患病的早期就开始研究并筹划如何安排，那么做出把亲人送到长期护理机构的决定就会相对容易。以下是您需要了解的事情：

留在家里，但有帮手

对大多数人来说，在家里生活很重要。当患者处于失智症早期且需要较少帮助时，这样做是现实可行的。在这个时期，如果有家人、朋友和社区服务人员的支持，在家照护患者是安全的。但随着疾病发展，居家照护就会变得难以维持。

居家护理

居家护理有两种基本类型：

专业服务

包括注册护士、注册助理护士、私人护工、物理治疗师、作业治疗师、营养师、社工和语言治疗师的上门服务。

家政服务

由家政人员、护理员和陪护提供服务。

一名护理协调员会评估您所需要的服务类型，以及患者每周应接受多少小时的服务。这些服务包括护理照护和康复服务（作业治疗，物理治疗，语言康复训练）和/或家政服务（如个人护理和备餐）。

私人护理

这种护理通常由护工（有时称为私人护理员或专业护理员）提供服务，患者家人聘请他们来承担特殊的照护工作，例如：帮助患者在家洗澡、穿衣，以及大小便护理等。您可以从社区服务机构或私人公司聘请这类全职护工。

护工也会提供社交服务（当患者白天孤独时陪他/她聊天互动），开车带患者去赴约或购物；如果您要外出，偶尔也会提供暂托服务。

请护工全天照护的费用很贵。

您需要考虑以下几点：

- 护工与患者同住在家里还是住在外面？
- 什么时间需要护工?（白天，夜晚，还是周末）
- 近期内服务机构或个人能提供服务吗？
- 如果需要护工为患者驾车，护工是否有有效的驾照和保险？
- 您家人的文化背景，如语言和宗教信仰，会得到尊重吗？

雇佣私人护工

照护失智症患者可以说是一项全职工作，尤其是对家庭成员来说，需要相当大的体力和情感付出。聘请固定的人员帮忙，自己休息一下，可以减轻照护的负担。在决定聘请人员后，到哪里去找和如何找护工，也会让人感到压力。

可通过中介、私人广告或口口相传等方式来寻找私人护工。以下是一些您需要考虑的问题和实用的小贴士。

重要提示：现在适当投入时间做这些，之后会有回报。

准备寻找

- 想清楚您需要哪种帮助。是家政服务、私人护理、还是主要能保证患者安全并提供陪伴的陪护？在此基础上，再考虑您对专业人员的经验和资质的要求。

- 想清楚是否要让护工住在家里。这会影响您的选择和费用。您也要考虑患者需要护理的时间长短。如果雇佣护工是为了减轻家人的压力，那么护工时间的灵活性是很重要的，这也会影响您的选择和费用。

- 在您能支付多少和愿意支付多少钱的问题上要现实一些。要做预算。

- 您打算通过中介还是自己招聘？通过中介的好处是他们会对护工进行一定的培训，并做基本的背景调查。在您打算聘用护工之前先考虑好这一点。

留出足够时间来寻找

寻找合适的护工不是一项简单的工作，需要时间、思考和精力来进行有效的面试。为此留出时间，看看其他家人或朋友有没有什么建议或想法。听听他人的建议常常会有帮助。

计划多面试一些人

这样做会帮您了解护工的水平和他们期望的报酬。多面试一些人也能让您更有机会找到适合您和患者的最佳人选。以下是一些有用的面试技巧：

- 提前准备面试问题。询问应聘者的工作背景和以前照护老人的经历，再具体询问照护失智症患者的经验。您可以先进行电话面试，再决定是否有必要让应聘者来进行较长时间的面谈。
- 清楚地说明工作内容和待遇，请应聘者诚实地反馈，看他/她是否仍然有兴趣。
- 讨论应聘者时间的弹性。应聘者是否还在做其他兼职？或是否有其他责任，如照顾自己未成年的小孩？会对工作有影响吗？
- 讨论应聘者对个人隐私和休假的需求。每个人都需要休息和假期。最好先弄清应聘者对此的期望值，再进行后面的讨论。
- 一起看护理的职责列表，确保应聘者没有异议。有些护工还愿意承担一些简单的家务、洗衣服和做饭，有些人则不愿意。

- 给每位应聘者诚实地说明患者目前的需求情况，告诉他们因失智症引起的所有难以应对的行为。问应聘者会如何处理患者来回踱步、哭闹或重复问问题的情况。
- 询问应聘者如果情况不好时如何应对。护理照护会有压力，应聘者会如何处理压力？如果应聘者否认经历过负性压力，那么这并非好现象。
- 了解一下应聘者处理问题的能力。可以询问应聘者当突发病情需要急诊时，或突然停电时会如何做。
- 询问应聘者近期是否做过体检，能否提供没有肺结核的证明。您也可以要求应聘者提供每年注射流感疫苗的证明。
- 保持面试过程轻松，且不要太正式。了解应聘者的背景，感觉一下应聘者是否适合这份护理工作。

当您已经以这种方式面试过了一个或多个候选人，可以考虑进入下一步：

- 核实工作经历。询问应聘者上一个工作的类型和职责、工作时间，以及顾客满意度。仔细核实相关的证明材料。
- 邀请应聘者来家里，与您和失智症患者见面。观察他/她与患者的互动，这种互动可能比多少语言的描述都更直观。看他们在一起时您的感受如何，然后相信您的直觉。
- 如果您觉得应聘者各方面都比较合适，就先短期试用一下，比如让应聘者早晨几个小时、白天几个小时照顾一下患者，这样他/她就能了解患者的情况和需求。当双方都准备好后，设定规律的工作时间。
- 与您聘用的护工保持定期联系。这点对双方都很重要。私人护工也会感到疲劳和压力，所以要避免工作量过大、工作时间过长。
- 好好对待您中意的护工。这不仅是应该做的事，也是为了您全家能够安心的一种投资。

成人日托项目

成人日托项目是专为老年人设计的、成体系的社交休闲活动，也面向住在社区的独居和非独居失智症老人开放。这些活动项目通常由社区中心或医院提供，他们提供系统化的日常活动，包括社交互动和脑力锻炼的机会，同时还提供餐食和零食。他们也为家庭照护者提供了重要的释放和休息时间，照护者知道失智症患者这一天的大部分时间都是在安全、体系化的环境中度过的，这会令他们感到安心。

成人日托项目配备的工作人员都是经过专业失智症患者服务培训的。这些机构还会为患者提供交通工具，患者每周最多可以参加五天。一些机构甚至提供夜间照护。参加这些项目需要付费，但也可能会有政府补贴。

暂托照护服务

暂托照护服务是为家庭照护者设计的，目的是让他们在照护中得到身体和心理方面的休息。暂托照护者可以短期住到患者家中，或患者可以暂时住进护理院或养老院。

暂托照护服务通常是在家庭照护者生病或需要旅行时会用到的服务，也是为了保证照护者的身心健康，例如，照护者亟需休息，需要花些时间与伴侣、子女和孙子们在一起，还需要处理其他必要的事情。

这些服务一般由私人公司提供，也可以通过本地的社会服务机构安排。价格不等。可能的话，应尽量提前预定暂托照护服务。

送餐服务

上门送餐服务以及其他社区机构可以为老年人，和那些因失能失智而无法购物或自己做饭的人，提供上门热餐。他们也提供常规检查服务，检查顾客在家或公寓里是安全的。餐食需要付费，但如果患者支付不起，可能会作相应调整。有些服务可以准备并配送特殊食物（犹太食品、清真食品、素食、低脂低盐食品和无糖食品等），这些需要额外付费。

家居维护和杂货配送

像修整草坪、倒垃圾和垃圾分类、铲雪等家务，失智症患者难以独自完成，而照护者可能又没有时间或精力去做这些事情。许多社会服务机构会提供此类收费服务。同样地，这些费用会根据收入进行调整。本地一些杂货店和药店会提供送货服务，只收很少费用或免费。

对家居维修进行记录，只找附近声誉好的公司来做，因为针对老年人的诈骗是个问题，这在家居维修或上门推销时常常发生。

决定患者的安置

最终，多数失智症患者会变得严重受限，家人需要考虑把患者送进长期护理机构。以下一些预警信号，会提示您是时候该做出决定了：

- 有证据表明把患者独自放在家里已不再安全
- 家庭护理费用难以负担，或私人护工来了几周就辞职
- 患者有失禁（小便和/或大便）或其他长期的身体问题，对一位照护者来说在家照护变得非常困难和有压力
- 患者有其他身体和/或医疗问题，需要更多的护理
- 问题行为（如攻击、焦虑、公开的不恰当性行为，失眠和/或夜晚游荡等）变得更为常见和难以控制
- 因为照护的需求大，主要照护者的健康和状态不佳

请记住，把配偶或年迈的父母送到长期护理机构并不意味着您作为照护者已经失败了。您的照护责任并没有停止，患者只是换了一个地方而已：这一责任只是发生了简单的改变。您仍是主要的照护者，也是患者生命中最重要的人。

当您决定把患者送到外面合适的机构护理时，产生的第一个问题便是："您都有哪些护理选择？"

养老院

什么是养老院

养老院是为需要全天支持照护的人提供服务的机构。这些服务包括餐食服务和/或个人卫生服务如洗澡。这些地方通常是私营性质，是营利性的商业机构。这样的机构有很多，因此做好调查研究很重要。

服务人群

养老院最初是为那些无需全天照护的人设立的。入住的住户应能够在一定的帮助下完成日常活动。

养老院适合失智症患者吗

一些养老院不接收失智症患者。但近几年来，专为这类人群的特殊需求提供服务的养老院纷纷成立。即使现在有接收失智症患者的养老院，但对中度重度失智症患者和阿尔茨海默病患者来说，这并非现实的选择。这类疾病是渐进性发展的，养老院可能在近期内难以满足患者的需求，这时患者就还要再转到其他机构，而且失智症患者在养老院里的开销会很大。

如果患者不是属于快速发展的失智症类型，养老院或许是个好选择。在这种情况下，让患者住单间或偶尔提供照护，可能是更安全的选择。患者可以参与社交活动、与工作人员互动、也能吃到规律的、营养丰富的餐食，这些是对患者的好处。

养老院提供什么服务

养老院通常配备全天工作的专业医疗人员，也会有普通的餐饮设施和系统化的休闲活动。房间或公寓按照租赁方式收费。随着失智症发展，患者的护理要求也会提高，您可能需要支付更多费用，让养老院增加护理服务。住在养老院的费用不等，且通常没有补贴。

如何申请

每个养老院都有各自的申请程序，可能包括与管理人员或专业护理人员见面，让失智症患者参观相关设施等。

等待入住时间

由于养老院通常是私营性质，因此等待入住的时间较短。但有一些"民族特色"养老院，可以提供专门的宗教/文化服务和特殊民族食物，能满足某些民族或种族的特殊需求。这类养老院等待时间相对较长，因为它们在某个地区的数量十分有限。

费用是多少

每个养老院都有自己的收费结构。根据养老院住宿条件和提供服务的不同，收费也不一样。一些养老院提供不同级别的照护，例如按楼层不同，可以提供"轻度"照护或"强度"照护，强度照护费用较贵。其他清洁和洗衣等附加服务可单独购买。

可以直接向养老院申请入住。

长期护理机构

什么是长期护理机构？

这一名词用来指两种不同的机构，即护理院（nursing home）和老人院（home for the aged）。护理院为生活无法自理的人，或需要贴身护
- 理、24小时监护和/或个人支持的老人提供护理和服务。与养老院的老人相比，护理院里的老人需要更多护理服务。护理院可以属于私人公司、也可以是非营利性机构或归政府所有。老人院提供相似的服务，但是由当地政府、宗
- 教或民族团体管理。通常是非营利性的组织。

针对人群

长期护理机构是为需要一定程度专业医疗服务、但尚不需要入住医院的人开设的，同时也为需要长期监护和不能独立生活的人服务。

提供的服务

长期护理机构提供单间或合住间，还提供医疗服务、个人护理和膳食服务，配备专业人员和个人护工。

申请方式

在过去，提前申请护理院或长期照护机构有可能得到床位。但现在不再可能了。看看进入等待名单需要多长时间，然后尽可能早地开始排队等待入住。同时，收集所有必要的信息，与家人讨论近期会生的变化。如果您觉得患者对此安排可能会感到焦虑，那就等到入住日期确定下来后再告诉他/她。

费用是多少

这要根据您申请哪里和住宿条件来决定。多人间（通常每个房间最多有四张床位）会比双人间（两个床位）便宜。

养老院和长期护理机构之间如何选择？

要在两者之间选择，最大的影响因素是申请人近一两年内所需要的护理强度。

选择长期护理机构要考虑哪些方面？

位置

开车或乘公共交通去方便吗？不仅是对主要照护者方便，也要考虑家人和朋友。位置便利有助于所有朋友和/或亲戚担负照护责任，也方便探望。

护理级别

不是所有机构都接收失智症患者，而有一些机构则专门提供此类服务。如果其他条件都一样，那么这类机构是失智症患者最好的选择。询问工作人员接受了哪类培训，以及建筑是否安全，能否防止失智症患者游荡、受伤或迷路。

专业服务

一些机构有包括精神病医生在内的专职医生，如果患者需要综合持续的医疗护理，那么这点也可以纳入考虑。

活动项目

较为理想的护理院会有"激活性活动项目"，包括简单的健身，以及专为刺激记忆和促进社交而设计的游戏活动。也有其他活动，如专为失智症患者设计的音乐、艺术或园艺治疗和宠物治疗活动。

氛围

指的是护理机构给人的"感觉"。是否吸引人、干净，护理水平高吗？也要考虑工作人员的态度和方式。询问机构是否提供一些背景资料供参考，或让住在该机构的人的朋友或亲戚，给您打电话分享一下他们的感受。

语言、文化和宗教

如果患者的母语不是中文，或某种文化或宗教活动对您很重要，就要问清这方面的服务。患者会更喜欢过去熟悉的景物、声音、味道和气味，这些曾经的感觉对患者很重要。

亲密行为

对很多照护者来说，选择能接受配偶或伴侣住在一起的护理机构很重要。一些个人和夫妻也会想要与伴侣独处的时间。一些机构允许配偶过夜，或准备单独房间让他们共享亲密时光。

吸烟和/或饮酒

如果患者目前吸烟或喜欢偶尔喝点酒，要询问哪家机构允许。许多长期护理机构完全杜绝吸烟，因为这样做能保障安全，也有利于维护员工、所有患者和访客的健康。

接待、客人、宠物

如果您有个大家庭或支持人员多，您需要了解机构对于访客或宠物访问的规定，有些机构对此有严格的规定，有些机构则可能相对宽松些。

停车

如果您和其他访客定期开车来往机构，停车是一个很重要的问题。尽量找一个可以解决停车或交通需求的机构。

在挑选护理机构时，您的总体感觉非常重要。去参观一下，路过时候看一看，咨询朋友和专业人员的意见，最为重要的是"相信您的直觉"——您最了解患者。

长期护理机构检查单

当您去参观备选的护理院和养老院时，带上这份检查单。根据您看重的要素给这些机构打分排序。

机构 1 名称：	得分：1~5分				
护理水平	高				低
费用	高				低
活动项目	高				低
氛围	高				低
专业服务	高				低
文化、宗教和语言	高				低
亲密场所	高				低
吸烟和饮酒	高				低
接待、客人、宠物	高				低
停车	高				低
其他	高				低
总分					

机构 2 名称：	得分：1~5分				
护理水平	高				低
费用	高				低
活动项目	高				低
氛围	高				低
专业服务	高				低
文化、宗教和语言	高				低
亲密场所	高				低
吸烟和饮酒	高				低
接待、客人、宠物	高				低
停车	高				低
其他	高				低
总分					

机构 **3** 名称：	得分：1~5分				
护理水平	高				低
费用	高				低
活动项目	高				低
氛围	高				低
专业服务	高				低
文化、宗教和语言	高				低
亲密场所	高				低
吸烟和饮酒	高				低
接待、客人、宠物	高				低
停车	高				低
其他	高				低
总分					

机构 **4** 名称：	得分：1~5分				
护理水平	高				低
费用	高				低
活动项目	高				低
氛围	高				低
专业服务	高				低
文化、宗教和语言	高				低
亲密场所	高				低
吸烟和饮酒	高				低
接待、客人、宠物	高				低
停车	高				低
其他	高				低
总分					

法律问题

过去6年来，保罗（Paul）一直照护着他鳏居的父亲马丁（Martin）。父亲因患阿尔茨海默病导致失智症，目前处于失智症中期。Paul有两个兄弟，但都居住在外省，因此，Paul需要承担大部分的照护工作。"刚开始还比较容易，" Paul说："但现在我需要接管几乎所有的事情，包括日常银行业务、投资决策、聘请夜间陪护的护工并支付费用等。"

几年前Paul对兄弟们说起过，他需要法律授权，让他来帮父亲做出重要的决定，包括父亲病重后的安排。"但是他们说为时尚早，并暗示不愿意让我有单独决定的授权，" Paul说："问题是他们都不在父亲身边，他们根本不知道这种困难的程度。我不知道该怎么办了。"

在确诊失智症后的数月或数年内，患者可能还能做很多财务和医疗安排的决定，这要根据各种因素决定。与患者的医生进行讨论，因为他们熟悉患者的诊断和预后。

但是，失智症患者最终会失去做这些重要选择的心智能力，包括如何消费或投资、怎样付账单和处理退休金、财产决策或保险，以及如何处理重要的个人医疗决策。

提前做好计划，您和家人可以让值得信任的亲人或朋友，在必要的时候，用失智症患者之前的法律授权去做决定，这些决定将最大程度依据患者的愿望和价值观来得出。这通常被称为"替代决策"，必须按照现行的法律和规则来进行。

关于替代决策

愿意安排替代决策的家庭可以有很多选择，包括起草一份预先声明的法律文件（有时称为"生前预嘱"）。也可以考虑让失智症患者签署一份持久授权书，在需要做出重要决策时，给某个亲人或朋友授予广泛或有限的决定权。

何时开始法律授权

失智症是一种渐进性发展的疾病，患者的能力下降会随着时间推移而加重，有时几个月内甚至几天内都有变化。较为理想的情况是，当患者还能参与和给出必要的同意或授权时，就开始计划。但即使患者已经失去自己决定的能力后，也可能能够对这些安排表示同意或授权。

要找到这个平衡点比较难。如果您不能评估目前患者做选择的能力，您可能就开始的太早了，这会产生不必要的压力。而另一方面，家庭成员常常会避免提出这个问题，甚至在患者做出不佳决定时也是如此（即花钱太多或太少、冲动地决定卖掉财产或变卖其他资产、坚持待在不安全或不卫生的房子里）。

尽管许多人对提前安排重要事情的反应是积极且心存感激的，但您也要对可能出现的消极的、激烈的情感反应有所准备。有时这些负面反应可能来自患者本人，有时则可能是来自家庭成员的反对。没人愿意承认自己在失去掌控能力，即使这种必要性已经很明显了。

如何进行

每对夫妻和每个家庭对某一话题的开放程度有所不同。如果配偶或父母已被诊断患有渐进性类型的失智症，那么对将来情况越早讨论越好。以下是一些供您参考的策略：

● 在心情安定的阶段，在患者仍然能够交流的情况下，询问他/她对好的生活质量是如何定义的。您无需在这个谈话中提及替代决策，仅询问患者的感受和价值观即可。

● 如果谈话进行得顺利，温和地谈到关于将来医疗、个人照护和财务决策等话题，要强调仅是"假设"。

● 简要地记下这次谈话的内容，标明日期。您可以在适当的时机，把你们的谈话记录分享给其他家庭成员。

对资产管理决策的一些建议

● 探讨建立联名账户。这样可以让患者保有对财务的掌控，同时您也能看到资金是如何管理的。您可以与银行联系限定取现的额度。
重要提示： 确保首先与律师商量，因为做共同财产安排可能会有税务和其他一些法律问题。

● 您可以通过直接转账、网上银行和电话银行来管理银行账户，可以减少患者的焦虑和混乱。您可以管理养老金之类的收入，也要保留患者签署支票、购买杂物和管理日常花销的权利。

● 要认识到患者容易因财务滥用而受害，例如：陌生人上门推销、邮件诈骗、推销生意或电话诈骗等。对健康老年人和能掌控支票本的、独居的早期失智症患者来说，这类案例十分常见。

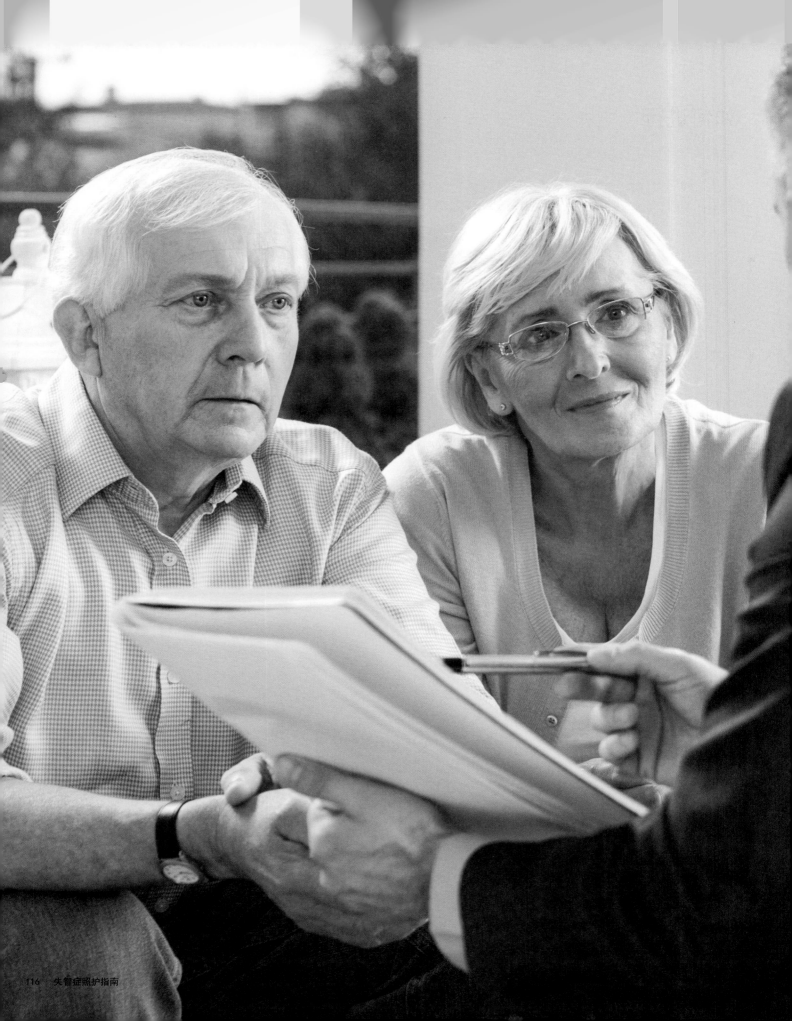

对个人照护和医疗决策的一些建议

了解患者的需求和意愿，有助于您在患者失智症加重时为他/她安排个人照护。例如：

- 应该用什么语言与患者交流？有时后天习得的语言会受失智症影响，但患者仍能用母语进行交流。
- 患者需要遵从特殊的饮食吗？如素食或犹太教饮食。
- 患者想要继续进行所喜欢的活动吗？如每日散步、打高尔夫球、缝纫和听音乐等。
- 患者是否有某种恐惧，需要被理解和尊重吗？
- 当患者不再适合继续生活在家里时，他/她本人喜欢什么类型的护理机构？（大型还是小型？有无文化特色？）

失智症患者大多是老年人，而且他们常常伴有其他健康问题。他们容易患上急性或慢性疾病，这些疾病可能会导致他们住院并引发许多与照护和治疗有关的决策。

生前预嘱或预先声明对患者家庭在临终关怀阶段处理患者失智症问题非常重要。如果您的亲人不能再做出选择或决定时，就必须依赖替代决策人来执行患者的指示，替代决策人可以由值得信任的家人、朋友和专业医疗人员来担任。如果患者并无指示或要求，替代决策人在决策时必须要最大程度上考虑到患者的利益。

选择替代决策人

为他人做出重要决定是困难且倍感压力的，即使这些人与您关系亲近，如配偶、伴侣或父母。当不知道患者在关键事情上的意愿，又或他们的意愿模糊或不太可能实现时，做决定会更具挑战性。

当选择替代决策人时，要确定替代的人愿意和有能力承担这个任务，包括他/她愿意去理解和尊重失智症患者的价值观和愿望，以及他有解决矛盾的能力（例如成年子女不同意关于失智症父母财务和聘请私人护工的决定）。

如果失智症患者独自生活，包括单身、离婚、寡居或没有成年子女，情况就比较困难，可以考虑请患者朋友或专业人士（如律师或专业医疗人员）充当这个角色，可能涉及费用问题。家人可以决定指定不止一个替代决策人：例如一个人负责医疗决策，而另一个人负责财务决策。

当做决策变得困难

有时失智症患者的意愿可能会与替代决策人、家庭或社会的意愿相冲突。例如，患者可能想要住在家里，但这样不安全，如吸烟可能会导致火灾，可能会使患者和邻居有受伤甚至死亡的危险，因此这种意愿基本无法满足。

如果发生矛盾，或患者的意愿无法知晓、不清楚或不可能遵从，请参考以下方面来决策：

- 对患者、照护者、家人和其他相关人员所带来的风险和好处
- 对患者身心健康的影响
- 对患者、照护者和家人生活质量的影响
- 患者没患失智症前的一些价值观和决策的证据

您可能也需要咨询中立的、值得信任的第三方来帮您解决矛盾。一些决策可能需要一些时间去解决矛盾并达成一致。

对于一些重要的决策，有必要对患者目前的能力进行评估。

自我关怀

维克多（Victor）照护他的妻子艾西（Elsie）已经20多年了。在最初的10年他帮助妻子恢复和治疗卒中所造成的左侧偏瘫。5年前Elsie被诊断患上了血管性失智症，这影响到了她的记忆和情感。"感谢主，我现在还能照护她，" Victor说，他现在已经88岁了，依然身体矍铄："我们没有孩子，但之前生活的都很幸福。"Victor承认有时他会有抑郁的感觉，尤其在冬季的那几个月。"我过去可以每天离开她1~2小时，去散步或在社区中心玩一会桥牌。但现在把妻子单独放在家不安全了，所以我大多数时间都需要待在家里。我会继续尽我最大努力吧。"

照护是非常特别的工作。我们大多数人都经历过，我们照护过生病的子女、配偶或亲密的朋友。照护失智症患者与之不同，会有很多压力，也会有回报。

当我们亲近的人出现了失智症的征兆，照护，就会从一些小的方面开始。随着疾病的发展为了保证患者的安全和相对健康，照护的工作量也随之增加。

最后，照护的需求会大到我们没时间休息、或影响我们自己的健康和状态，或影响其他家人的需求。有证据显示，照护失智症患者会增加照护者得抑郁症的风险，尤其是照护者独自承担这项困难的工作长达数月或数年的时候。

作为照护者，您要了解自己对于患有失智症的配偶、伴侣、父母、祖父母或朋友的作用和关系。

与需要护理和帮助的患者之间的关系

在过去，成年子女照护患阿尔茨海默病或其他失智症的父母，照护时间相对较短，并且仅会照护自己的父母和祖父母。现在，失智症患者寿命变长，家庭破裂的情况也较为常见，于是人们发现照护时间变长，情况也变得更加复杂。例如，妻子可能需要去照护丈夫的父母；同时，离异的男人可能也要承担照护自己家庭成员的责任。

失智症会给即使是非常牢固的家庭关系带来压力，同时也会暴露出失智症诊断前就存在的问题。例如，当父母需要照护时，子女们可能会希望他们中的某个人承担更多照护的职责，特别是在某个孩子与父母住在同一个地方，而其他子女不在身边的情况。

照护也会给父母−子女或夫妻关系带来问题，使情绪变得复杂。例如，家庭里原来就有矛盾，或在失智症诊断前婚姻关系或伴侣关系就已经不好。在这种情况下，还是有很多人愿意用善心和包容照护患病的家人。

认识到照护者的压力

照护失智症患者是一场马拉松长跑。除了持续的挑战，照护者还要经常面对家里和工作中的其他常见压力。年老的照护者还要面对体力的下降，也可能不再有年轻时力量和资源。以下是一些您需要了解的常见反应和情感，这些情感可能会增加压力水平：

否认

接受失智症的最终诊断是很难的，很多人至少在早期阶段，都会否认或忽略导致诊断的症状。之后，家人会重复同样的经历，会否认或忽略患者病情加重和需要加强照护的事实，不管是在家照护还是去长期护理机构。如果您发现自己在否认，那么就要努力去面对这个"艰难境地"（即妈妈得的是阿尔茨海默病，并且再也不会好了），然后制定计划来应对这一事实。如果您知道除了绝望还有其他选择，当事情发生时您就会更容易接受。

愤怒

家人对患者生气并不少见，即使他/她是您深爱的人，即使您知道生病不是他/她的错，有时也还是忍不住。这种生气可能会以心烦或突然发火表现出来。在一些情况下，生气是压力大的表现，尤其当自己的生活因照护他人而变得更困难时："为什么他会生病？我们才刚退休，这太不公平了。"一些人会把他们的愤怒转移到医生身上，指责他们无能，不能治好患者，又或责怪医疗系统没有给他们足够的支持。

愧疚

愧疚是因为照护导致压力产生的最不好的反应之一。您可能会在很多层面产生愧疚感："我做得不够……每件事情我都做错了……我特别担心父亲，虽然他年龄大，身体不好，但他还是承担了大部分的照护工作，……我的姐姐承担起了所有的事情，因为我住得太远了，她肯定很讨厌我……我对自己的家庭没有给予足够的关心，我的孩子也需要我……我经常请假或上班迟到，因为我每天都得去照护一下父母。"

社交退缩

有时照护者面对压力时会选择减少与他人社交，包括自己的家人。一个真实的原因是他们突然之间不再有自己的时间，也没有时间给他人，因为照护患者不间断的占用着他们的时间。他们放弃了一些曾经对自己很重要的、能给自己带来快乐和满足的事情。他们也可能会失去与朋友联络的兴趣，因为这些朋友没有参与照护，也不会理解照护者目前的状况。

因为上述原因而退出社交可能会增加您的压力水平，社交支持对于您的健康和状态至关重要。请这样想想："如果我倒下了，那谁来照护他/她呢？"如果时间是个问题，那就直接告诉其他家人或亲密的朋友，向他们寻求帮助，让他们也参与到照护中来，这样您才可以维持您的社会联系。

抑郁

即使对没有参与照护失智症患者的人来说，抑郁也是一个常见的问题。但是照护失智症患者，同时逐渐失去与配偶、伴侣或父母的正常关系，很容易让人偏离正常。不同的研究显示照护者的抑郁发生率在23%～85%之间。

检查自己是否有抑郁症状：整天忧伤、失去动力和生活的乐趣、注意力难以集中、经常哭泣、失眠或嗜睡、食欲低下或暴饮暴食、有自残的想法。焦虑也是抑郁的一个常见症状。

如果有这些症状，您应该立刻向您的医生报告，可以接受专业的帮助。有时人们会通过喝酒、抽烟、食物或药物来寻求安慰，让自己冷静下来。依赖这些方法，可能在一段时间内有效，但它们不是健康的长期应对策略，可能还会产生新的问题。

焦虑

各种研究报告显示，照护者焦虑的发生率在16%～45%之间。您可能会有长期或偶尔的焦虑症状，包括紧张、注意力不能集中、胸部憋闷、心跳快、头晕或喉咙异物感。您可能会对自己的身体和精神"高度警惕"，怀疑自己得了未被诊断的一些疾病。一些接触失智症的人可能会害怕自己也患上早期认知障碍。如有这些症状，应该立刻告诉您的家庭医生，可以得到相关帮助。

极度疲惫

照护可能是7天24小时都要进行的工作，没有尽头的照护需求会让人感到被掏空。当您感觉到能量完全枯竭时，即使经过一夜的睡眠，也仍会觉得自己非常疲惫。这可能是精神的疲惫，也可能是身体的疲倦，或两者兼而有之。不要独自拼命！要允许自己有休息时间，向朋友、家人、专业医疗人员、付费的护工求助，让自己得到休息的时间。如果极度疲惫的感觉仍持续存在，您应该去看家庭医生，他会给您做一些排查，看是否有潜在的疾病原因，如抑郁、甲状腺问题、睡眠问题、贫血、未被诊断的或控制不好的糖尿病、未被诊断的免疫问题或心脏问题。

易怒

当人们面对看不到尽头的极度压力时，他们几乎失去了对情绪的控制。当很小的事情发生时（如孙子们很吵闹、炉灶坏了、错过公交车、工作中有新的要求），我们也不能简单地去应对。这就会导致情绪失控以及爆发突然的愤怒或嘲讽。

如果您是一位照护者，就要意识到易怒的可能，要采取措施去学会控制自己的情绪，例如为患者安排暂托服务、从一周的照护工作中解脱出来至少休息一天或一晚上，或做至少一件让自己开心的事情。

同时，经常问问自己：我对自己的要求太高了吗？我是不是过度地照护患者，而没有让他/她自己多做一些？我是因为愧疚感才会过度照护患者的吗？您需要与家人、亲密的朋友、社工或治疗师谈谈，来探讨这些问题。

其他健康问题

照护失智症患者，尤其是中晚期的失智症患者，会非常疲劳。照护者可能会放弃健康的生活习惯：吃的不够或吃的不好、没有时间安排锻炼、睡眠不足。这些都会对免疫系统造成影响，让您更容易出现一些健康问题。

照护者常常忽视自己的健康，忽略或否认一些急性疾病的表现，如流感、支气管炎或泌尿系统感染，以及不重视或忽视如高血压和糖尿病这样的慢性疾病。从经济角度看这是不对的，短期内看似是节省了看病的时间，但如果病情严重了，就可能需要几天甚至几周的时间来恢复，留下失智症患者无人照护。

照护者如何应对压力

以下是关于如何减少和应对压力的一些建议：

成为有见识的照护者

了解患者所患失智症的类型。如果患者正在服药，了解患者正在吃哪些药物以及药物的作用机制，有什么需要格外注意的副作用吗？如果药物似乎不起作用，向医生报告，看看是否该换药或停药（见**药物**）。

整理和更新各种资源列表

购买一个文件夹，把患者的重要检查结果、一些重要姓名、电话号码和看病预约等都放在里面。这个方法可以减轻您需要到处找单页纸张和文件的压力。如果您使用电脑，建一个文件夹和书签。通过互联网搜索专业人员、服务、所在社区支持小组和护理活动项目等资源。

聪明地管理自己的时间

照护渐进性失智症患者，意味着有时会发生超出您控制能力的事情。因此在您的日程安排中，需要预留额外的时间以便调整，尤其是您仍在工作，而且有未成年子女的情况下一定要这样做。不要把一天的事情安排得太满。如果事情堆积起来，就要排出先后顺序，先做必须要做的事情。允许自己不完美！

分担照护

从家人那里寻求情感支持和实际照护支持，可以组织家庭会议（有或没有社工在场提供专业帮助的情况下）。如果家人住在不同的地方，可以利用网络视频资源，如Skype，可以让孙子们帮您设置好。搜索所在社区里范围更广的"照护圈"：您的社区中心、教堂、犹太教堂或清真寺，看这些机构是否可以派代表上门访问。

试试积极的自我对话

当情况变得特别困难时，您要注意如何在心中暗示自己。消极的自我对话（"我做不了这个……只有我在乎……我一直是独自一人在照护"）会强化无力、焦虑和绝望的感觉。要试试更为积极的想法："虽然很艰难，但我能做到。我已经尽了最大的努力，我为自己感到自豪……如果需要我会寻求更多帮助。"如果您有幽默感或欣赏幽默，那么在让人想哭的时候不要哭，要笑。当然，您也要知道有时哭出来也没关系。

照护好自己

请记住要合理饮食、充分休息、放松和锻炼身体。避免给自己用药和过度饮酒。如果您已经开始利用一些资源，如面向失智症患者的成人日托项目等，那么就利用这些自由时间去做对您重要的事情。给自己安排出时间也应成为每周固定的任务。

找到可以交谈的人

有时与没有直接参与照护的人交谈会更容易些。因为对方可以成为您的倾听者，而且不会去评判您；您的朋友或另一个与您有相似经历的照护者可能是比较好的人选。准备好寻求专业帮助。如果您就是觉得无法靠一己之力照护患者，或压力让身体和精神亮起了红灯，那么就应该去寻求帮助。您的医生可以推荐您去看健康专家或心理医生（如果需要药物来治疗抑郁或者焦虑症状）。这些专家都接受过专业训练，懂得如何帮助释放压力，尤其擅长帮助照顾失智症患者的照护者。他们会帮您找到解决问题的办法，使您感觉更好，更有效地应对照护。

失智症患者照护者的资源

支持小组

支持小组会定期会面讨论一些成员间共有的情况或问题，这样做的目的是提供建议和安慰。照护者支持小组可由各地的阿尔茨海默病学会或协会组织，也可在社区中心或医院内举办。这类小组有时是由经验丰富的照护者主持，还有的时候，社工等专业人士会组织小组活动，并担任主持。支持小组为照护者提供分享经验、寻找所在社区资源的机会。大多数照护者在听到其他人有相似经历时，都会有一种释放和轻松的感觉。

电话支持

您可以拨打支持热线与受过训练的心理辅导员进行交谈。辅导员可能是自愿服务的其他照护者，也可能是专业治疗师。如果照护者需要紧急帮助，也可以拨打紧急电话号码。

咨询支持

如果您认为支持小组或支持热线不太适合您，也可以选择一对一的专业咨询，这种服务通常由心理医生、社工或其他专业医疗人员（护士、社工、作业治疗师等）提供，在很多社区都可以找到这类服务。找一位经验丰富的专业心理咨询人员，有助于照护者从心态上更好地应对患有慢性退行性疾病的家人。在保密和支持性的环境中，您可以和治疗师一起探讨您的感受和问题。

重要提示： 如果您有焦虑和/或抑郁症状，则需要去看医生，看您是否需要药物治疗，同时辅助其他咨询等服务。

暂托服务

这是为仍住在社区的失智症患者提供的照护项目。这类项目主要是帮助家庭照护者，让他们有休息时间，去休假、去照顾自己、去接受手术或处理其他家人的紧急情况。暂托服务经常由养老院或护理院等私人机构提供，有些政府开办的老人院也提供。

专业词汇表

A

阿尔茨海默病（AD）

阿尔茨海默病是最常见的失智症类型，是一种渐进性发展的退行性疾病，会影响大脑，导致记忆受损、思维和行为出现障碍。判断阿尔茨海默病要依据是否存在记忆障碍以及下列一种或多种情况：失认（感官障碍）、失语症（语言障碍）、失用症（自主运动障碍），以及判断、决策和社交举止能力受损。

安理申

多奈哌齐的商标名称，是一种用于减缓阿尔茨海默病和失智症患者记忆丧失速度的处方药。

B

苯二氮䓬类

一种通常被称为镇静剂的处方药，用来治疗焦虑和失眠。这类药物还包括：地西泮（安定）、劳拉西泮、氯硝西泮和阿普唑仑。在给老人，尤其是失智症患者使用这类药物时要谨慎，因为它们对认知功能有负面影响，也可能会导致摔倒或摔倒引起的受伤。

便秘

异常延迟或不频繁的排便。

C

成人日托项目

通过提供支持性的团体项目和活动，帮助失智症患者继续家里生活的项目。客户前往社区的某个地方，在安全的团体环境中参加有组织的治疗、社交和娱乐活动。有些机构提供往返接送服务，有些则需要客户自行往返。许多成人日托服务项目都会依托居住式老年护理机构提供服务，也有一些日托服务是独立提供的。

促智药物

任何有助于改善认知力、记忆力、动力、注意力和集中力的药物或物质。这类物质的原理是通过改善大脑供氧或刺激神经生长来改变神经递质、酶和激素的供应。

错觉

指错误的感觉。因为实物和想象的事物十分相近，错把一个事物当做另一个事物的表现，例如将衣帽架当做人。

长期护理

指一种系统设施，例如老人院或护理院，专为需要身体和心智护理的人群设计。尽管这些人无需住院，但他们仍然需要持续的监护，无法独立生活。

处方

医生或其他有执照的医疗专业人员给药剂师开具的指示，上面写有药品名称、剂量和其他说明。药剂师据此给患者发药。

迟发性运动障碍

一种暂时性或永久性的神经系统综合征，其特征是重复的、无意识的、无意义的运动，例如做鬼脸、伸出舌头、咂嘴、呕吐和噘嘴，以及快速眨眼，也可能会产生上下肢和躯体快速活动的情况。这是因为使用了治疗失智症及其他神经和精神疾病的某些旧药而引起的副作用。

D

淀粉样蛋白

一种与组织损伤和分解有关的蛋白质沉积物。淀粉样蛋白存在于阿尔茨海默病患者的大脑中。

多发梗死性失智症

血管性失智症过去的叫法。

E

额颞叶失智症(FTD)

失智症的一种，也称为皮克（Pick）病，特征是大脑控制判断力和冲动的额叶和颞叶产生病变。额颞叶失智症会引起极端的行为症状以及语言障碍。记忆力可能到病程后期才会受到影响。这种失智症的其他特点还包括判断力低下、社交问题和情感淡漠。

额叶

每个大脑半球的前顶部区域（前额后面）。额叶是控制执行功能的关键部位，对推理、判断、控制冲动和自主运动来说都很重要。

F

非典型的抗精神病药物

用于治疗认知和情绪障碍（包括严重抑郁症和精神病）的相对较新的一类药物。这类药物也被称为"二代"或"新型"药物，与过去的抗精神病药物相比副作用少一些。氯氮平、奥氮平（再普乐）和喹硫平（思瑞康）都属于这类新药。

辅助驾驶

指照护者在早期失智症患者驾车时坐在他/她身边提供帮助的行为。辅助驾驶给患者指路，并对如何驾驶给出适当指导。尽管这个方法短期内会管用，但不推荐使用，而且当患者需要辅助驾驶时，就说明他/她已不适合再驾驶，应该停止驾驶。

非处方药

无需医生处方（也称作OTC药物）即可在药店购买到的片剂、液态剂、膏剂等其他医疗产品。这些药物含有某些成分，如果大量服用会对人体有害；与其他处方药同服，也可能会相互作用，产生不必要的副作用。

非言语交流

指接收或发出非言语信号。信息可能通过手势、肢体语言、面部表情和眼神交流来传递。很多已经无法说话或表达不清的失智症患者还可以通过非言语表达来沟通。

G

攻击性

用于描述失智症患者或其他神经功能障碍患者的表现，具体指在日常活动中没有明显原因的产生击打、推搡、喊叫或其他威胁行为。

高血压

血压高的医学名词。

工具性日常活动（IADLs）

包括个人的自我照护活动（ADLs）和更复杂一些的活动，例如购物或做家务。因为这些工具性的日常活动更为复杂，因此认知功能会首先在这方面出现问题。

感知

使个人能够从环境中获取和解读信息的大脑和身体过程。

H

幻觉

指人看到、听到、闻到、尝到或感受到某种不存在事物的一种感官体验。

磁共振成像（MRI）

一种高分辨率成像技术，让专科医生可以高度细节地观察大脑中的结构。

混合型失智症

指"混合"多种类型的失智症。在最常见的混合型失智症中，与阿尔茨海默病有关的异常蛋白质沉积物会和导致血管性失智症的血管问题共存。阿尔茨海默病导致大脑变化，也可能伴有路易体失智症。有时患者的大脑变化可能与阿尔茨海默病、血管性失智症和路易体失智症都有关联。

护理院

为无法自理或需要七天24小时照护的人提供护理和服务的机构。与养老院的老人相比，护理院里的老人对护理的需求更高。私营企业、非营利性机构或政府都可以开设护理院。

会阴部

指女性肛门（排便口）和阴道口之间的皮肤区域或男性肛门和睾丸根部之间的皮肤区域。

回忆疗法

通过利用患者早年熟悉的照片和音乐来帮助刺激记忆和回忆的活动。这类记忆可能还存在于失智症患者大脑中。

J

激动不安

用于描述可能是或不是针对他人的烦躁或不稳定行为。

焦虑

一种忧虑、恐惧、紧张或畏惧的感觉，往往伴随着紧张不安。该症状会出现在失智症患者或其他神经功能障碍患者身上，但也可能是其他原因引起的。焦虑还可能是抑郁的症状。

计算机断层(CT)扫描

在很短的时间内从不同角度拍摄身体的多个专用X射线设备。拍摄的图像由计算机收集并生成一系列看上去像身体部位断层的图像。这种扫描有时被用来检测失智症。

决策能力

在法律意义上使用，指人理解信息、根据信息做出决策（即他/她了解某个情况并可以接受决定后带来的结果）以及与他人交流决策的能力。

集中力

对任务或活动保持关注的能力。阿尔茨海默病患者和路易体失智症患者在病程早期就会出现注意力和集中力不足的情况，并会随着时间的推移加重。

居家护理服务

指为失智症患者等有特殊需要的人群提供的护理服务，旨在让他们尽可能长时间地在家生活。很多失智症患者都可以选择使用护理和康复服务（即作业治疗、物理治疗和言语治疗）以及/或家政服务（即个人护理和做饭）。

记忆力

从过去事件或知识中恢复信息并以连贯的方式重组信息的能力。正常衰老会影响某些记忆力，因此专业地评估记忆力变化是很重要的。记忆可分为短期记忆（也被称为工作或近期记忆）和长期记忆。短期记忆，即储存和获取最近事件的记忆，会受到失智症的影响。长期记忆，即回顾过去久远事件的记忆，可能仍能在阿尔茨海默病患者和其他类型的失智症患者脑中保留一段时间。

简短的精神状态测试(MMSE)

一种广泛应用的测试，有30道题，用来评估老人的信息、方向感、自我认知、注意力、计算力、回忆能力、语言能力和视觉结构。总分低于23分则表明有失智症或其他认知障碍。

精神错乱

明显干扰人满足日常需求的能力的疾病。症状可能包括：看到、听到、闻到或尝到不存在的东西，同时伴有偏执（被迫害的感觉）和/或妄想；可能在失智症及其他许多精神类疾病中出现。

继发性失智症

由于其他疾病（即卒中、肿瘤、HIV艾滋病、亨廷顿病、酒精上瘾）或大脑损伤导致的失智症。

L

冷漠

一种缺乏兴趣、情绪没有起伏、缺乏适当的关注或情感的状态。对失智症患者来说，这通常是由于神经受损导致的，并非患者真的没有兴趣。

挛缩

肌肉、肌腱、韧带和/或皮肤紧绷，阻止正常运动并产生畸形，关节向内弯曲。这种情况可能在失智症晚期出现。

老年精神病医生

专治老年人心智问题的医生，老年人常见的心智疾病有失智症、焦虑、抑郁和记忆减退等。

老年专科医生

专治65岁及以上老年人健康问题的医生。老年专科医生都是认证的内科医生，并接受过与正常衰老和老年疾病相关的额外培训。

老人院

一种长期护理机构，提供与护理院相似的服务。这些机构通常由地区政府或宗教/种族团体管理，一般是非营利性质。

临终关怀

当患者和/或家人需要时可以七天24小时提供的心理、社交和灵性关怀服务，是对生命末期的患者提供的护理服务。

路易体失智症

失智症的一种，在以下三种症状中至少有两种症状表现：时而清醒，时而糊涂；视幻觉；行动上出现帕金森病的典型症状：颤抖、僵硬、缺乏自发运动。"路易体"是指在这类失智症患者的大脑中存在的蛋白质沉积物。

M

迷失

指人失去正常的定位能力、方向感和自我认知的精神错乱状态。随着失智症发展，这种情况会更加普遍。

N

脑震荡

指改变大脑功能的创伤性脑损伤。影响是暂时性的，但可能引起头痛，也会导致集中力、记忆力、判断力、平衡性和协调性下降。虽然脑震荡通常是由于脑部受到撞击产生，但剧烈摇晃头部和上肢也有可能引发脑震荡。这些损伤可以导致失去意识，但大多数脑震荡不会，因此，有些人得了脑震荡但却意识不到。

脑电图 (EEG)

是一种在头皮处放置电极，测量从电极获得的大脑电活动的检测。在极少数情况下也会直接从大脑表面记录电活动。脑电图的结果可能有助于诊断失智症。

尿路感染 (UTI)

指泌尿系统任何部位的感染（肾脏、输尿管、膀胱和尿道）。大多数感染主要是下泌尿道感染——涉及膀胱和尿道。感染会恶化失智症患者的行为症状，可能引发短期的谵妄。

P

评估

通过对身体、心智、情感和社交的评价，确定个体目前的能力水平。评估的目的可能是用于诊断、更新护理计划或帮助解决或改善某种现状。

皮质萎缩

大脑皮层（外层）的退化。皮质萎缩在许多类型的失智症中都很常见，并且可能在大脑扫描中可见。

偏执

没有根据地怀疑或害怕某人。失智症患者可能会常说自己被尾随或被人攻击了，这很常见。一般来说，导致这种情况的原因是患者试图掩盖失去记忆的问题，并且怕其他人会借此利用他们。例如，当人们不记得把个人物品放在哪儿时，通常会责怪其他家人或小偷，以此将丢了东西的事情合理化。

帕金森病 (PD)

帕金森病是神经系统变性病，由于中枢神经系统紊乱影响了运动控制。帕金森病患者大脑中缺乏一种神经递质，多巴胺，这种物质对控制肌肉运动十分重要。帕金森病最常见的症状是身体颤抖、四肢和关节僵硬、言语障碍和肢体运动障碍。

帕金森病失智症

有时会出现在严重帕金森病患者身上的继发性失智症，主要是行动障碍。很多帕金森病患者都有阿尔茨海默病患者的特征性大脑异常，但两种疾病是否相关联目前尚不明确。

皮克病（也称作额颞叶失智症）

损坏大脑额叶和颞叶细胞的少见病。尽管Pick氏病在50-60岁人群中更为常见，但也在可能在其他年龄发病。人格和行为改变的症状通常先于记忆和语言问题出现。

皮下注射

在患者停止进食进水后，通过皮下组织注射给身体补充液体。

Q

轻度认知障碍（MCI）

大脑思维功能轻度受损的脑部疾病。轻度认知障碍患者能处理大多数的日常活动，但在某些方面有问题——例如，记不清近期见过面的人的名字，记不清某段谈话内容等。他们也有可能搞错事情。很多（不是所有）轻度认知障碍患者的思维能力会随时间推移而降低，之后可能发展成阿尔茨海默病。

亲昵

一种亲密的、相爱的关系，可以与性交或性欲有关也可以无关。亲昵对每个人来说都是一种很重要的需求，无关年龄或疾病。

R

日常生活活动（ADLs）

指每日生活必需的活动，例如进食、洗澡、梳妆、穿衣和如厕等。

日落现象

出现在下午或傍晚的、明显的不稳定行为。如果改变患者的日常安排或给患者更换环境（例如住院），都可能会加重这种行为。患者会变得苛刻、焦躁不安、心烦意乱、迷失，还可能看到、听到或相信并不存在的事物，尤其在夜晚。注意力和集中力下降，有些人还会变得冲动，使自己处于危险之中。

人工补液

给已经无法进食进水的人通过人工方法提供液体，可以通过静脉注射或导管（输液），或通过注入皮下组织（皮下注射）来进行。

认知

关于了解的心理过程，包括意识、感知、推理和判断。

S

失认

用于描述失智症者或其他神经功能障碍患者，具体指识别物体、地点和人物的能力降低，例如，即使手握着或摸着一把发梳，也无法辨认出来。即使在患者的主要感官（视力和听力）都健全的时候，也有可能出现不能识别的情况。

失语症

指可能出现在阿尔茨海默病患者身上的语言技能的崩溃。患者可能难以理解他人的话（接受性失语症）和/或难以进行口头表达（表达性失语症）。患者可能在用词方面感到困难，无法说出物品的名称，可能导致错用词语，例如将沙发说成公交车。

失智症

统指阿尔茨海默病等各类会造成记忆、言语、感官、计算、概念、语言知识能力、执行和决策功能受损，同时影响个性、社交行为、情感或表达的神经性疾病。

失控

指无法控制或抑制冲动行为。患者可能在言语和肢体上产生攻击性，或以一种社会不可接受的方式行事（例如在公共场合脱衣或做出性爱姿势或评论）。这种情况是由失智症引发的神经退化直接导致的。

失禁

无法控制排泄，即无法控制膀胱和直肠活动，不能适当地使用洗手间。

失眠

感觉或抱怨睡眠不足或睡眠质量低下。失眠可能包括难以入睡、夜晚频繁醒来、再次入睡困难、早醒或睡醒后疲乏。失眠的定义并非由睡眠时间和入睡所需时间决定，而是由本人对睡眠质量的满意程度决定。

生前预嘱

预先声明的一种，是一份患者签署、经过见证或公证的文件，用于指定主治医生，让其在患者处于终末状态并无法做出医疗决定时，代替患者决定是否保留或撤回某些医疗干预手段。

舒缓治疗

指采用医疗和/或舒缓护理解决身体症状，如疼痛、脱水和呼吸短促，以及抑郁、激动不安和焦虑。与其他形式的治疗不同，舒缓治疗不以治愈为目的，因为这时患者通常已到了绝症末期，如某些类型的失智症，尤其是阿尔茨海默病。

授权书

指定某人成为患者替代决策人的正式文件，允许决策人在财务和/或医疗方面代表患者作出决定。授权书在患者丧失决策的法律能力后生效。

社工

社工通常作为跨专业医疗团队中的一员，为患者和/或家庭照护者提供服务。根据工作环境的不同，职责也有所不同。在医院，社工负责在患者家庭和医疗团队间沟通，也负责给患者和家属联系社区资源。

T

替代疗法

指为了治疗或保健，寻求其他诸如针灸、同种疗法、灵性治疗等传统疗法。有时也被称为"补充"疗法。

替代决策人

失智症患者或其他患有无法治愈的疾病的患者指定的、代替本人做医疗、财产或个人护理决策的人。

吞咽困难

表达吞咽障碍的医学名词。

吞咽障碍

描述暂时或永久无法将食物从口腔移动到胃部的一般术语。由于控制吞咽的大脑或神经系统受损，晚期失智症患者可能吃东西会噎住。通常卒中会导致这种情况；医学名词叫做吞咽困难。

W

误吸

指将食物或液体吸进气管的行为。当患者试图咳出吸入的物质并从食管再吞咽时可能引发窒息。误吸多发生在晚期失智症患者身上，因为这个阶段他们的吞咽功能开始受损。误吸可能引发肺炎。

妄想

尽管有相互矛盾的证明或证据，依然强烈地坚信错误的观念。

胃造瘘术

有时为停止进食的晚期失智症患者提供的一种医疗程序。一般通过手术将带球囊或有特制末端的中空软管插进胃内，之后定期将特制的营养素直接导流到胃内。

物理治疗师

专业医疗人员，治疗、预防和管理在各种疾病和受伤中出现的障碍。物理治疗师提供各种干预、服务和建议，来帮助患者维持并改善运动和功能，从而让他们能更多地参与日常活动。

5-羟色胺再摄取抑制剂 (SSRIs)

指影响大脑血清素水平的抗抑郁药物。对大多数人来说，这类药物是医生治疗抑郁的首选。这类药物必须凭处方购买，也会用来治疗由失智症引起的抑郁。一般医生常开的SSRIs药物包括草酸艾司西酞普兰（来士普）、西酞普兰（喜普妙）和舍曲林（佐洛复）。

X

吸塑包装

预先装好药的塑料包装，后面以锡箔塑封，包装内有分隔包装的药丸/药片。药剂师可以定做这种包装，确保患者能在正确的时间服用正确的药物和剂量。这种药物包装对早期失智症患者及其照护者比较有用。

行为症状

用于描述失智症患者出现的症状的术语。在失智症早期，这类症状可能包括个性的改变，例如变得易怒、焦虑或抑郁。在之后的时期，其他症状可能会随之出现：睡眠障碍、激动不安（肢体或语言的爆发、一般性的情绪困扰、躁动、踱步、撕纸、喊叫）；还可能出现妄想（坚信并不存在的事物）或幻觉（看到、听到或感觉到不存在的事物）。

性行为

指伴侣间进行的性交或其他性活动。

性欲

指与性有关的渴望和行为，可以有也可以没有性交行为。

血管性失智症

失智症的一种，由卒中等引起大脑血管损伤的情况导致。这类失智症与高血压、高胆固醇和糖尿病有关。损伤通常是轻微的，变化并不明显，都是一些小的改变。然而，随时间推移，当大脑中有更多小血管堵塞后，就会出现明显的、逐步的心智衰退（即我们过去常说的多发梗死性失智症）。

Y

乙酰胆碱

大脑中产生的一种化学物质，与学习能力和记忆力有关。阿尔茨海默病患者的大脑中乙酰胆碱会大大减少。

乙酰胆碱酯酶抑制剂

是通过改善大脑内乙酰胆碱的含量水平或增强神经细胞对其反应的方式来提高乙酰胆碱效力的药物。这类用于阿尔茨海默病患者的药物包括多奈哌齐和加兰他敏。目前这些药物在阿尔茨海默病的早期和中期阶段效果最好。

抑郁

老年群体中最常见的精神疾病之一，也可能出现在失智症患者身上。症状和表现包括：悲伤、哭泣、怠惰、失眠或嗜睡、食欲不振或暴饮暴食、思考困难、集中力低下、绝望、自杀倾向和/或行为。这种疾病可以治愈，可以与失智症分开管理和治疗。

易怒

迅速切换到烦恼、急躁或愤怒状态的一种情绪。

药品剂量盒

从药店购买的塑料容器，内含多个隔间，可按天和按时间（上午或下午）放好药物服用剂量。该药盒可帮助患者和照护者掌握每日服药情况。

药剂师

配制、分发并提供药物相关临床信息的专业人员。他/她还可以为患者使用非处方药和替代医疗产品提供建议。

约束

用于约束和/或控制人行动的手段，可以是身体约束（即把人限制在床上或椅子上）、化学约束（使用某种药物）或环境约束（锁门以防游荡）。身体和化学约束必须在专家指导下使用，且只应在所有其他方法均不奏效的情况下使用。

游荡

指无目的或有目的的、导致社会问题的运动活动，如迷路、离开安全的环境或闯入不适当的地方。有时失智症患者是有意识地离开照护者，自己游荡；有时是因为他/她离开了熟悉的环境后迷失了方向，感到混乱，找不到回家的路。任何有记忆问题并能够自由行走的人都有游荡的风险。

预后

在医学中，指预测疾病或受伤可能产生的结果的医学观点（即治愈或缓解的可能）。

Z

注意力

指对任务、想法、对话、书中一段话等的高度关注，同时忽略其他可能正在发生的事情。在患上失智症后这种能力通常会受损。

昼夜节律

指人的身体在一天中自然的变化。例如，早上身体会调节激素水平，释放让人清醒的荷尔蒙；夜晚激素水平发生变化，让人产生睡意。失智症患者的昼夜节律可能受到影响，导致其出现睡眠障碍等问题。

谵妄

由发热、感染、休克、疲惫、焦虑或药物过量引起的精神错乱状态。患者通常会迷失、产生妄想、幻觉和/或变得语无伦次，看上去像是失智症突然恶化了。如果引发谵妄的原因找到了，并能成功予以治疗，那么谵妄不是不可逆转的。

早发性失智症

65岁以下（通常50多岁）人群可能患上的一种阿尔茨海默病。这种类型的失智症并不常见，在所有阿尔茨海默病患者中这种类型的患者只占5%。早发性失智症有家庭遗传的影响，通常与异常基因或基因组有关。很多患者的父母或祖父母中也有人在早年就患上阿尔茨海默病。

执行功能

是规范一个人组织思想和活动的能力、确定任务优先顺序，有效管理时间、做出判断和决定的认知过程。一系列包括失智症在内的障碍都可能影响执行功能。

作业治疗师

在作业治疗方面接受过专业训练的医疗人员。这种疗法旨在促进健康、预防受伤或失能、培养健康保健意识，以及最大限度地改善、维持、恢复老人在日常生活中的独立性。

镇静催眠药

指暂时性压抑中枢神经系统活动的处方药，有助于减轻焦虑，引导睡眠。这类药含苯二氮卓，具体药物有地西泮（安定）和阿普唑仑等，通常适合中短期使用。

暂托服务

暂托服务专为照护者及其他患者家人设计，旨在给照护者一个放松身心的休息机会，或当照护者生病了或需要旅行，也可以使用此服务。暂托服务的照护人员会暂时住进患者家里，或患者临时住进护理院或养老院。暂托服务也是日托项目的一个组成部分，日托服务可以让家庭照护者有短暂但规律的休息时间。

致 谢

编者对社工**伊莲·科恩**和**Baycrest老年精神病社区服务团队**表示衷心的感谢，感谢他们分享的见解和持续的支持。

贝弗利·阿德勒（Beverly Adler）
Baycrest Health Sciences社工，负责老年咨询和转介

塔米·安克鲁伊兹（Tammy Anklewicz）
富高乐律师事务所律师

大卫·康 医生（Dr. David Conn）
Baycrest Health Sciences老龄化教育与知识交流中心副总裁，主管教育

西尔维亚·戴维森（Sylvia Davidson）
Baycrest Health Sciences作业治疗专业实践主任

琳达·杜纳尔（Lynda Dunal）
Baycrest医院作业治疗师

阿塔拉·恩格尔（Atara Engel）
Baycrest Health Sciences文化、艺术与创新部门，文化资源专家

沙伦·菲比施（Sharon Faibish）
Baycrest医院作业治疗师

明迪·古德曼（Mindy Goodman）
Baycrest Health Sciences行为支持社区团队，注册护士

迈克尔·戈登 医生（Dr. Michael Gordon）
Baycrest医院舒缓医疗科，医疗项目主任

安娜·格林伯格（Anna Grinberg）
Baycrest Health Sciences老年人社区日托中心，注册护士和组长

杰弗里·哈伯拉比（Rabbi Geoffrey Haber）
Baycrest Health Sciences文化、艺术与创新部门，主管灵性关怀的主任

明迪·哈尔波（Mindy Halper）
Baycrest脑健康中心记忆力诊所，注册护士

罗比·J·赫什（Robby J. Hersh）
Baycrest医院言语治疗师

伊丽莎白·库兹（Elizabeth Kunz）
多伦多中心社区护理安置中心，护理协调员

琳达·杰克逊（Linda Jackson）
Baycrest Health Sciences，主管老年住宿、社区和脑健康的副总裁

罗布·麦登 医生（Dr. Rob Madan）
Baycrest心智健康中心，精神科主任医师，执行医疗主任

茱莉亚·赖斯（Julia Rice）
Baycrest医院作业治疗师

梅丽莎·塔弗勒（Melissa Tafler）
Baycrest Health Sciences文化、艺术与创新部门，负责协调融合艺术活动的健康项目，临床教育者

保罗·维欧夫 医生（Dr. Paul Verhoeff）
Baycrest脑健康中心老年精神病社区服务和记忆力诊所，精神科医师

Baycrest Health Sciences牙科
丹尼尔·伊萨科 医生（Dr. Daniel Isakow）
马克·戈德斯坦 医生（Dr. Marc Goldstein）
碧翠斯·克莱因 医生（Dr. Beatrice Klein）
海伦·戈德堡 医生（Dr. Helene Goldberg）
萨姆·斯威特（Sam Sweet）
朱丽叶·布莱克（Juliet Blake）
加林娜·多伦斯卡娅（Galina Dorenskaya）
丽莎·弗里施（Lisa Frisch）
塔斯林姆·班达力（Taslim Bandali）
卡罗尔·桑德森（Carol Sanderson）

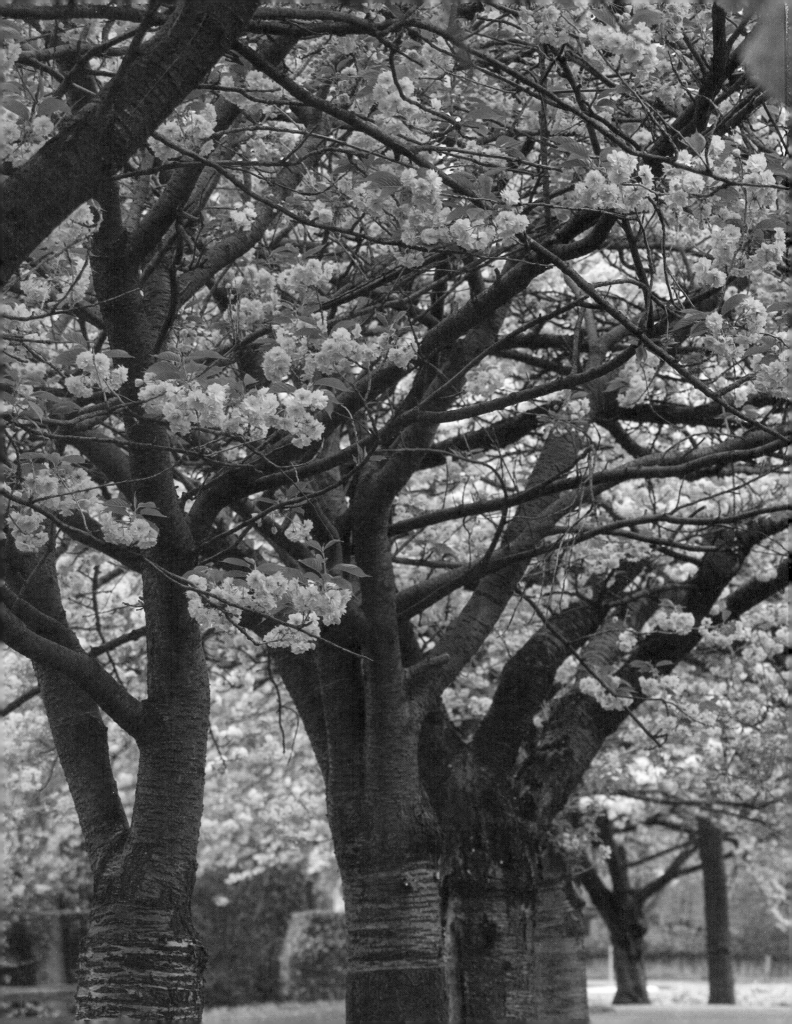